UN MOT ENCORE

SUR LA QUESTION POSÉE EN 1855

PAR LA SOCIÉTÉ DE MÉDECINE DE TOULOUSE,

RELATIVE

AUX EAUX MINÉRALES

SULFUREUSES,

ET SUR QUELQUES PARTICULARITÉS QUI S'Y RATTACHENT,

PAR LE Dʳ CAMUS, MÉDECIN A CAUTERETS,

Membre correspondant de plusieurs Sociétés de Médecine.

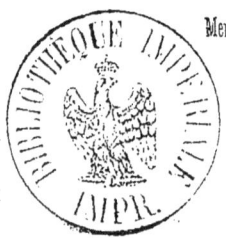

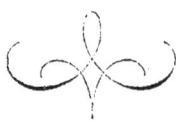

TARBES,

TYPOGRAPHIE DE LAVIGNE.

— 1856 —

1859

UN MOT ENCORE

SUR LA

QUESTION POSÉE EN 1855 PAR LA SOCIÉTÉ DE MÉDECINE DE TOULOUSE,

RELATIVE

AUX EAUX MINÉRALES SULFUREUSES,

ET

SUR QUELQUES PARTICULARITÉS QUI S'Y RATTACHENT.

« Je vous engage à beaucoup étudier ces eaux que
» je prescris depuis 50 ans, et que je ne connais pas
» encore, disait *Portal* à *Landrais-Bauvais,* au mo-
» ment de son départ pour les Pyrénées où l'attirait
» sa frêle et piteuse santé.» Malgré cette expresse re-
commandation, on ne sait rien de ce que ce médecin
a pu recueillir de nos eaux différentes, ni de l'effet
bon ou mauvais qu'elles produisirent sur lui.

Bien des discussions et des recherches ont eu lieu
depuis sur cet objet; elles sont même encore chaque
jour renouvelées; mais les convictions un instant formées, loin de se raffermir en faveur de tel ou tel système, sont aussitôt combattues, et la vérité reste à
trouver.

« Ainsi pensait sans doute la Société de médecine
» de Toulouse, lorsqu'elle proposa, pour sujet de prix,
» d'avoir à déterminer, par l'observation et l'expé-
» rience, la valeur thérapeutique des eaux sulfureuses,
» et à préciser leur indication et leur divers modes
» d'administration dans les maladies chroniques.» —
Elle paraissait ainsi persuadée que cette question hydrologique n'avait pas subi de solution satisfaisante,

et que la manière d'agir de nos Thermales était encore incertaine et mal établie; car, on ne le sait que trop, des esprits chagrins affectent, pour tout ce qui regarde nos fontaines, une incrédulité complète, et il se pourrait que, pour mettre fin à une incertitude que rien n'excuse ni n'autorise, il se pourrait, disais-je, que cette proposition eût nos sceptiques pour objet, qu'elle fût leur œuvre.

Je fus un des premiers à féliciter cette Société savante de cette heureuse inspiration, et lui adressai mes idées, résultat de 40 années d'observations suivies; espérant que nos adversaires daigneraient, à l'avenir, consacrer leur habileté et leur bon vouloir à l'appréciation de ces moyens puissants d'une valeur éprouvée, quoi qu'ils en disent, et qu'oubliant leurs antécédents, nous ne les verrions plus, j'en fais aussi la réflexion avec plaisir, abusant de leur haute position, donner à leurs malades le conseil inhumain d'aller indistinctement aux premières eaux venues, sulfureuses, alcalines, chaudes, froides, n'importe, n'étant nullement arrêtés par la crainte de voir des complications survenir et leurs maux s'aggraver.

Toutefois, ajoutai-je, tout n'est point vague et confusion dans ce qui a rapport à nos Thermales. Nous avons pour garant la réputation toujours croissante de certains de nos établissements, et le délaissement où sont tombés plusieurs par suite d'essais inutiles et de nombreux non succès(*), circonstance probante, résultat de guérisons séculaires, bien faites pour inspirer à nos sceptiques une entière confiance. Car ne nous fesons pas illusion : tout ce qui s'est fait

---

(*) De graves intérêts se trouvant ainsi compromis, les habitants de ces localités ont fait appel à des hommes habiles et complaisants, afin de rendre à leurs sources, non pas leur puissance première (elle n'a jamais été méconnue); mais pour y découvrir et y signaler les mêmes ou quelques-uns des ingrédients contenus dans les sources, objet de leur convoitise. On connaît les différents comptes-rendus publiés à ce sujet; et les analyses qu'on pourrait appeler *municipales*. Vains efforts. Ces établissements sont restés ce que la nature les a faits : précieux dans une multitude de cas pathologiques; et les analystes pour leurs panégyriques exagérés et menteurs.

de bien relativement aux eaux minérales est l'œuvre de l'empirisme et des personnes écloppées, des filles décolorées et malingres, des *tousseurs* fatigués, des gens atteints d'ulcères vieillis et autres maladies opiniâtres qui, y ayant eu recours, en sont revenus dispos, ingambes, gros et frais, l'expérience s'étant répétée nombre de fois, ont plus fait pour l'humanité, la vertu des sources et le bien-être des contrées qui les possèdent que nos dissertations savantes, nos analyses sans fin et tous ces livres, manuels de toutes sortes qui, calqués les uns sur les autres et en dehors de l'expérience, ont toutefois la prétention de dire seuls la vérité et de créer des réformes utiles.

On serait bien surpris cependant, si l'on venait à savoir qu'il a suffi à ces auteurs, pour bien s'initier dans tout ce qu'ils racontent de nos Thermales et compléter leurs science hydrologique, de séjourner quelques heures dans nos établissements, d'en déguster les sources, d'y faire l'essai de quelques réactifs, de glaner, dans la rue ou dans la conversation des gens du monde, les renseignements qu'ils demandent parfois aussi aux médecins des eaux, sauf à les dénigrer ensuite, et à les traiter, sans plus de façon, de prospectus intéressés, de mensongères réclames. Bien différemment agissaient les Bordeu, ces laborieux investigateurs de la science hydrologique. Trente années leur suffirent à peine pour les étudier et les bien connaître; et tous les jours, nous sommes à même d'apprécier, qu'ils ont émis des opinions hasardées, et que leur manière de prescrire nos eaux et de les utiliser leur est contestée et n'est plus suivie.

En voyant ces notabilités médicales improvisées se conduire ainsi, on devrait naturellement en conclure que tout ce qui concerne nos eaux est mieux connu qu'on ne le croit généralement et plus facile à saisir que ne l'ont pensé ceux qui ont fait de cette question le sujet du prix à décerner. La preuve en est encore dans le grand nombre de gens de l'art, venus de contrées différentes, et qui spontanément, peut-on dire, étalent des connaissances pratiques instinctives vraiment remarquables. On les surprend, en effet, dissertant de nos Thermales, les juger et les prescrire avec une telle assurance que nos inspecteurs barbons en sont ébahis et confondus, eux qui, malgré leur expérience ou la routine qui y supplée, hésitent souvent à les conseiller, font leur choix avec crainte ou ne les ordonnent qu'avec restriction; mais ces ménagements, nos hydrologues les dédaignent ou n'en sentent pas l'importance. Fiers de leur petit bagage scientifique qui, par sa simplicité, rappelle celui des défunts physiologistes, dont tout l'arsenal, on ne le sait que trop, consistait dans des sangsues et du sirop de gomme, on les voit trancher hardiment toutes les difficultés, se prononcer sur ce qu'il y a d'essentiel ou de secondaire dans la composition de nos Thermales, et trouver étrange qu'on les prescrive autrement et dans des affections différentes que celles signalées dans les écrits de leurs patrons. Deux choses leur suffisent, en effet : à savoir le degré de leur température et la quantité de soufre qu'elles contiennent, pour déterminer ces perturbations critiques, cette excitation révulsive et nécessaire, ce *remontement* général tant vanté depuis Bordeu; sans s'enquérir, le moins du monde, de bien d'autres modifications qu'il leur est particulier de produire aussi, et qui sont les plus ordinaires, malgré l'opinion opposée.

Ces réflexions, comme la plupart de celles qui vont suivre, ne furent pas complètement goûtées par le rapporteur de la commission. Il trouva à mon style une teinte un peu crue; mon interprétation des faits acquis à la science y fut également improuvée; plusieurs passages y sont tronqués ou dénaturés, toutes choses et manière d'agir qu'il ne m'a point paru convenable de laisser sans réplique. C'est bien tard, m'objectera-t-on peut-être, revenir sur cette discussion académique. Ce retard, mes amis me l'ont reproché; mais d'autres occupations m'ayant empêché de céder vite à leurs insistances, et le temps ne diminuant en rien l'intérêt que de telles questions inspirent toujours; comme elles gagnent même quelque chose à être discutées, nimporte le moment, j'ai pris la résolution de m'en occuper de nouveau, comptant toujours sur l'indulgence de mes lecteurs, et espérant trouver dans la plupart d'entre eux quelque sympathie. En fait de discussions scientifiques, d'ailleurs, tous les délais sont généralement consentis. L'essentiel est de ne rien tronquer ni travestir.

Toutefois, j'eusse renoncé à cette nouvelle discussion sans l'importance du sujet et son utilité humanitaire; et s'il n'était aussi, dans ma position de médecin exerçant depuis quarante ans dans un établissement de grand renom, de signaler, de préciser et d'agrandir tout ce qui se rattache d'une manière quelconque à la science de l'homme. Je cède donc à ce besoin, mais sans but hostile aucun, sans arrière-pensée; n'ayant pour le rapporteur, que je ne connais point, malgré ses petites infractions à la vérité et au bon goût, ni mésestime ni rancune.

Partisan loyal de tout ce qui est vrai, je parlerai en médecin convaincu, et aborderai sérieusement des questions qui sont loin d'être résolues ou sur lesquelles des opinions diverses sont généralement admises.

Aujourd'hui comme toujours, on ne saurait contester que la thérapeutique des eaux ne peut être fondée que sur l'observation clinique et la direction basée sur des résultats pratiques multipliés. Les sciences physiques ne doivent y être admises que comme moyen et jamais comme arbitre. En aucune façon, la prééminence qu'elles prétendent s'y arroger ne saurait leur être accordée. Se dépouillassent-ils, en effet, de leurs exagérations, les partisans de ces données n'empêcheraient point leurs agents d'analyse d'accepter le contrôle clinique et la direction suprême du bon sens médical. Ayant donc adopté cette vérité pour guide, qu'il n'y a aujourd'hui, comme du temps de *Bordeu*, rien de certain touchant l'usage des eaux que l'expérience, et le courant des idées en circulation ne m'étant point inconnu, nul, je suppose, ne pourra s'imaginer que je me sois fait illusion un seul instant sur l'issue de mon combat académique. Eh! qui pourrait sérieusement se flatter d'obtenir aujourd'hui un suffrage quelconque, alors surtout que, par le fond et la forme de ses doctrines, on n'est occupé qu'à rabaisser un ordre de travaux acclamés par la mode, et dont on ne connaît que trop l'influence épidémique! Un jour, sans doute, j'en ai le pressentiment, la philosophie chimique n'aura plus la prétention de vouloir régir en souveraine les dogmes de notre art, parce qu'elle lui aura préparé quelques précieux matériaux. Mais l'asservissement actuel des esprits aux théories admises, est trop considérable pour qu'on n'ait pas à craindre que le triomphe des bonnes doctrines n'en soit bien long-temps retardé.

En effet, voit-on quelqu'un en médecine, pas davantage qu'en politique et en philosophie, se convertir aux opinions du camp opposé? Aussi, arrêter l'invasion du choléra, m'écrivait un jour mon ami Roques, d'Orbcastel, lui paraîtrait mille fois plus facile que d'empêcher le développement de l'idée presque épidémique qui envahit l'esprit humain, lorsque poussé dans une direction prétendue progressive, il exploite un rayon de vérité jusqu'à ce qu'il l'ait transformé en erreur, à tel point, ajoutait-il, qu'à juger tranquillement des divergences si étranges de pensée sur le même sujet, on aurait lieu de soupçonner qu'il en est de l'étude de la nature pour la médecine comme de la représentation d'une ronde bosse par les artistes qui se placeraient volontairement sous des aspects divers pour mieux l'apprécier et en saisir les nuances.

Le scepticisme est, en effet, chose de rigueur; on ne croit plus qu'en soi-même; un chacun possède une philosophie telle qu'elle, qui lui sert de règle et de conduite, quoique souvent écourtée, fausse ou même absurde, comme on la voit aussi chez d'autres, mais les moins nombreux, pure, éclairée, sublime! Faisons donc tous nos efforts pour que, au milieu de ces théories diverses qui se choquent et s'écroulent pour faire place à d'autres à qui le même sort est réservé, nous restions fidèles à celles que n'ont pu abattre des prétentions outre-cuidantes. Que si le sort de la médecine, comme le disait Bordeu, est de marcher à côté de la physique et de la chimie, en se préservant de l'esprit de conquête qui caractérise ces deux arts aussi hardis que brillants dans leurs principes décidés et avantageux, empêchons du moins que les chimistes ne la maîtrisent ni ne la dominent; puisqu'elle exista avant eux, ils ne pourront la réduire à néant. Son domaine est inaliénable, et des milliers de maladies échapperont toujours, quels que soient leurs progrès, à tous les moyens d'investigation qui leur sont propres. — Mais faisons de notre mieux pour que les chimistes daignent et veuillent bien assez approfondir notre art pour s'en faire les auxiliaires et non les législateurs. Ces dispositions que je partage sont trop profondes chez un grand nombre de praticiens consciencieux et habiles pour que très-certainement elles ne prennent tôt ou tard possession des intelligences.

Disons-le : personne n'oserait aujourd'hui se vanter comme *Junker,* de ne s'être point laissé violer par la chimie, et ne répèterait, avec ce disciple de Sthal, qu'elle n'est presque bonne à rien en médecine. On a l'air d'ignorer, en effet, qu'en tout ce qui regarde l'économie animale et ses dérangements, les médecins doivent planer au-dessus de ces connaissances, et les contenir dans leurs bornes, comme le dit encore Bordeu qu'on ne saurait assez citer en pareille matière. Répétons-le donc sans cesse, toujours : la vraie médecine des eaux ne s'apprend qu'auprès des malades, dans le commerce des hommes valétudinaires, dans les méditations et l'étude des phénomènes particuliers aux

divers âges, aux divers tempéraments, aux positions
où l'on se trouve, aux habitudes différentes, et nullement dans des considérations relatives à une anatomie
minutieuse, à des ferments agissant dans l'organisme
à la manière des corps inertes et sans vie, ou à des
changements survenus dans nos fonctions, par suite
de substances ingérées donnant lieu à maintes réactions par l'effet de leur contact avec un acide ou un
alcali quelconque.

Quoique la question proposée ait été resolue au gré
de la société Toulousaine ou de la Commission, ou
mieux peut-être au gré de M. Filhol, son rapporteur, ces réflexions ne perdent rien de leur utilité ni
de leur importance. Nous y perséverons et voulons,
ainsi que nous l'avons déjà fait pressentir et que nous
l'avons exprimé, revenir sur leurs appréciations, raconter ce qui constitue pour nous la valeur des sources sur la haute fortune desquelles la mode et le hasard sont restés sans influence, et ne disant que ce
que l'observation des faits bien constatés peut suggé-
rer. Mais avant, signalons les principes constituants
des sources dont nous avons à nous occuper, et disons où en est la science à leur sujet, sans prétendre toutefois expliquer le moins du monde toutes les
particularités qu'on en raconte.

Les sources sulfureuses sont limpides et douces au
toucher; leur saveur hépatique laisse un arrière-goût
fade et nauséabond. Elles exhalent une odeur d'œufs
cuits plus ou moins prononcée.

Ces sources ont pour caractère distinctif d'être sulfureuses dès leur sortie des roches primitives (c'est
pourquoi on les a nommées un instant naturelles), et
de contenir, outre l'élément sulfureux, diverses substances salines que nulle autre source ne possède,
telles que sulfates, silicates et chlorure de soude, mais
sans sels à base de chaux, qui forment exclusivement
assure-t-on, le caractère des sulfureuses accidentelles,
distinction déjà compromise à cause du rôle que joue-

rait, dans la réduction des sulfates, la matière organique au point de vue de la formation des unes et des
autres.

Ces eaux dégagent toutes, spontanément, du gaz
azote pur ou mêlé de l'hydrogène sulfuré, si on les
soumet à l'ébulition.

Des traces d'iode, de sels à base d'acide crénique
sont aussi signalées, et depuis que le branle est donné,
un chacun d'y trouver de même d'autres traces de
Lithine, de Brome, de Strontiane, d'Arsenic, de
Manganèse, d'acide Borique etc., etc., et que sais-je
encore? Ces prétentions frisent de si près le charlata-
nisme qu'on les tient pour suspectes; et qu'elles sont à
peine soutenues par ceux-mêmes qui regardent une
analyse d'eau minérale comme très-utile. Qu'on
veuille bien le remarquer, en effet : dès que nos
grands scrutateurs les *Vauquelin*, les *Fourcroi*, etc. de
la génération passée ; les *Berzélius*, les *Henry*, les
Filhol, les *Liébig* etc., savants du temps présent, sont
parvenus, par leur travail, leur habileté et leur application, à découvrir dans nos Eaux (quoique peu
fructueusement pour leur emploi) quelques-uns de
ces infiniments petits, dès aussitôt nos analystes au
petit pied les désignent dans toutes, et vite d'expliquer par leur présence, plus souvent supposée que réelle, certains de leurs effets les plus embarrassants :
explications futiles, propres, tout au plus, à donner
de l'importance à l'homéopathie, de toutes les théories
la moins satisfaisante; mais le fait de la présence de
ces ingrédients à l'état de *vestige* fût-il exact et parfaitement établi, les inductions n'en sont-elles pas
hasardées ou fausses alors qu'on nous dit que la maladie est combattue et guérie par tel ou tel d'entre
eux? N'est-ce pas leurrer les malades et se leurrer soi-
même?

C'est grâce au procédé *Dupasquier* que l'on doit de
voir depuis quelque temps la science tachée de telles
niaiseries, qu'on me passe le mot, et certains noms

figurer dans de grands tableaux accolés à ceux de nos opérateurs les plus experts, à celui de M. Filhol lui-même; mais ces niaiseries, on ne s'en douterait guère, ont aussi leur beau côté, leur côté avantageux; et quoique dans ces tableaux, comme d'habitude, du reste, les résultats exprimés diffèrent tous les uns des autres, quelques milligrammes de matière organique ou d'hyposulfite de plus ou de moins, ont paru à nos gouvernants ou personnes influentes une appréciation de si grande importance pour l'emploi de nos eaux qu'on a vu certain de nos analystes improvisés, décoré de la croix de la légion d'honneur (à sa grande surprise, je pense), et certes nul jamais, ni avant ni après Sébastopol, comme parmi nos académiciens, n'en fut plus digne!

Les eaux sulfureuses tiennent encore en dissolution et déposent, à l'abri de l'air et de la lumière, une matière azotée et gélatineuse qu'il a plu à M. Long-Champ d'appeler *barégine*, et qu'il eût pu tout aussi bien nommer *bonnine*, *luchonine*, etc., car toutes nos eaux en sont pourvues. Son origine, comme la quantité qu'en contiennent nos Thermales, sont l'objet de nombreuses dissidences. (Mais n'en est-il pas ainsi pour tous les éléments qui y sont dissous ou suspendus?) — Anglada, qui a fait sur cette substance pseudo-organique un remarquable travail, la fait provenir des entrailles de la terre, et la dit si abondante que les seules sources d'*Arles*, d'*Escalda* et de *Thuès* en fournissent journellement près de cinq mille kilogrammes. Il résulterait encore de ses observations que les eaux les moins sulfureuses et les plus chaudes seraient les plus riches en glairine.

M. Fontan soutient, au contraire, que les plus sulfureuses lui ont paru les plus riches en matière organique.

M. Filhol n'admet ni ne nie les doses énormes désignées par Anglada; mais il constate que la proportion de cette substance n'est pas constante dans

toutes les fontaines ; et puis, et contrairement à Anglada, il émet l'opinion que les eaux la prennent à
la surface du sol, l'absorbent et l'entraînent dans les
abîmes, et la ramènent de nouveau dans les lieux où
on les utilise.

Différemment pensent encore MM. Turpin et Bouis,
qui en ont vu de noirâtre, de couleur carmin, et
formée de globules, de celluloses, de spodules, etc.,
découvertes qui promettent à la thérapeutique d'ad-
mirables résultats. N'a-t-on pas lieu de regretter,
pourtant, que les quantités prodigieuses de cette
substance trouvée par Anglada ne se soient pas confirmées ? Ses qualités nutritives sont incontestables,
et le peuple, dans les années disetteuses, eût eu dans
ces eaux une excellente vache à lait ; car, comme
nous le verrons plus loin, c'est à cette circonstance
que les malades devraient de redevenir, aussi promptement qu'on le voit parfois dans nos établissements,
frais, forts et agiles.

Il leur est de même particulier de développer à
l'air une autre substance de forme filamenteuse et
blanche, qui a reçu de M. Fontan le nom de *sulfuraire.* — Trouvaille, comme on peut l'imaginer, des
plus heureuses aussi pour la thérapeutique.

En outre, nos eaux possèdent une température variable entre toutes, mais constante et fixe dans chacune, ce qu'il ne faut ni oublier ni méconnaître, la
température étant de toutes les qualités de nos sulfureuses, une des plus influentes... Inutile de rappeler
que de tous les travaux et recherches entrepris pour
s'assurer si la température est la même que toujours,
si les changements que certaines sources présentent,
tiennent à un mauvais captage ou à une erreur d'observation, ou à l'imperfection des thermomètres, —
travaux et recherches d'après lesquels il résulterait
que la différence aperçue ne dépasse jamais un degré
centigrade. N'est-ce pas le cas de dire que la mon-
tagne en travail accoucha d'une souris, et qu'on

ne saurait employer son temps d'une manière plus oiseuse.

Peu satisfaits de ce nombre considérable d'éléments contenus dans nos eaux et de la réunion desquels la nature semble avoir voulu faire un *électuaire minéral*, une contrefaçon de la thériaque, des médecins supposent encore l'existence d'agents nuisibles, impondérables : tels le fluide magnétique, hydrogalvanique, une vitalité particulière, une action autocratique, en un mot ; et le tout, parce qu'il advient souvent qu'on a peine à comprendre des effets puissants produits par des sources où les analyses ne démontrent que peu de substances médicinales admises comme les seules actives. Nous tâcherons, sans le secours de ces inconnus, de donner de semblables résultats une explication plus simple.

Tout cela est fort spirituel, dit M. Filhol (merci !), mais malheureusement rien n'est moins exact.— En quoi donc?— Hors le commentaire dont je les accompagne, ces notions sont puisées dans vos ouvrages, et si le reproche est fondé, il retombe en entier sur M. Filhol lui-même ou sur les analystes ses confrères. Mais, je l'avoue et sans qu'il en coûte à mon amour-propre, mes connaissances en chimie sont de peu d'étendue ; j'ai toujours eu pour les opérations chimiques, en fait d'eaux minérales, un grand éloignement, et, certes, ce qu'on en débite chaque jour n'est pas de nature à réveiller mes sympathies pour une science qui, pour tout ce qui regarde l'économie animale, n'a ni principes fixes, ni procédés certains, ni méthode assurée, et exacte. Ne sait-on pas, d'ailleurs, que les théories des chimistes sont depuis des années si versatiles qu'on ne peut admettre aujourd'hui ce qu'ils disaient naguère ? Et M. Filhol lui-même, qui a l'air de douter si peu de l'infaillibilité de la science qu'il cultive, du reste, avec tant de dévouement et de zèle, ne déclare-t-il pas (page 12 *de la préface de ses Recherches*), « qu'on ne saurait im-

» poser au médecin les analyses chimiques comme
» un guide sûr et infaillible ; que ce moyen, con-
» tinue-t-il, serait insuffisant s'il était employé seul,
» quel que fût le degré de perfection des analyses
» des eaux. » Et ailleurs encore : « Si vous deman-
» dez à la chimie seule de vous dévoiler le secret de
» l'activité des eaux minérales, elle ne pourra vous
» fournir que des données insuffisantes. »

Mais, s'il en est ainsi, de quelle utilité peut être
la connaissance de leur composition? S'il faut constamment lui venir en aide et l'assister, tout l'avantage
n'est-il pas alors en faveur de l'observation et de l'expérience, qui n'ont, elles, aucun besoin d'être se-
courues ni secondées.

A en croire, toutefois, M. Filhol, et je le raconte
avec plaisir, tant ses convictions semblent arrêtées et
sincères : « La chimie ni la médecine ne seraient
» jamais ici fautives ; seuls, les médecins et les chi-
» mistes devraient être accusés, s'il arrivait parfois
» que l'observation médicale ne s'accordât point avec
» les prévisions de la chimie, et on devrait en con-
» clure que les uns ou les autres ont mal vu ou
» n'ont pas tout vu, si les données de la chimie n'é-
» taient pas confirmées à leur tour par l'observation
» médicale.» Et qui sera le juge et l'arbitre dans
cette contestation de chaque jour? M. Filhol, malgré
ses préventions, ne sera-t-il pas forcé d'en appeler
exclusivement à l'observation des faits et au témoignage de l'expérience? De quoi lui serviront ici les
jeux multipliés et les réactions infinies de ses acides et
de ses alcalis, qui n'occupent pas moins de deux cents
pages de son livre, et desquelles nous ne rappellerons
que l'indispensable, au fur et à mesure que la discussion l'exigera?

Mais un reproche grave, une sorte de démenti qui
par deux fois m'est adressé dans le compte-rendu,
à propos d'une assertion, grosse pourtant de vérité

et entourée de preuves nombreuses, me fait me hâter
de l'exposer une fois encore.

L'auteur du Mémoire n° 2, dit M. le rapporteur,
s'élève avec force contre la prétention de ceux qui
attribuent à chacun des principes des eaux une vertu
particulière indépendante des autres éléments, et
M. Filhol d'applaudir et de répéter que j'ai certaine-
ment raison. M. Filhol l'ignore peut-être, mais ces
données, pour moi, datent de loin... Emises en 1824,
j'ai eu la satisfaction de les voir adoptées par MM. Ali-
bert, Léon Marchant, Andrieux, Patissier et autres;
et je pourrais bien demander à M. Filhol lui-même
où il a puisé ce qu'en contiennent par-ci par-là ses
savantes recherches? « Le but de toute analyse des
» eaux, disais-je, est d'en faire connaître le nombre et
» la nature des principes qui les constituent. Mais
» prescrit-on séparément un seul de ces principes?
» Les malades n'avalent-ils que deux des substances
» contenues? N'est-ce pas l'amalgame entier qu'on
» administre? N'est-ce pas la réunion de ces corps
» divers qui font les eaux minérales? Et quand on
» aurait sur les vertus de chacun d'eux des notions
» positives, serait-on plus avancé? N'ignorerait-on
» pas encore les propriétés du composé? L'eau mi-
» nérale, en effet, n'est pour le praticien qu'un re-
» mède simple; c'est le quinquina, c'est l'opium, et
» bien d'autres qu'il ne faut pas administrer au ha-
» sard et qu'on n'administre pas mieux parce qu'on
» sait qu'ils contiennent une partie muqueuse, une
» autre résineuse, qu'on ne le ferait quand on ne le
» saurait pas, ainsi que le disait Molière. Il n'y a
» d'exception à ceci que les remèdes dont on peut
» administrer isolément, dans certains cas, les ingré-
» dients divers dont ils sont formés; comme la qui-
» nine, par exemple, etc. Pour tous ceux qu'on ad-
» ministre en masse, l'analyse est inutile. Or, les
» eaux minérales ne peuvent être prises autrement;
» elles cessent d'être elles-mêmes dès qu'on en sous-

» trait un seul. — Que nos adversaires produisent,
» avec du sulfure, du natrum, du calcium, seuls,
» du gaz sulfhydrique isolé, de l'eau ou de la cha-
» leur, une de ces médications spéciales qu'il leur
» est particulier de déterminer, et nous nous décla-
» rerons vaincu (*). »

Mais, chose étrange ! à peine M. Filhol s'est-il
rangé de mon sentiment, qu'il se récrie et demande
« où sont les praticiens qui se persuadent que, dans
» une eau sulfureuse thermale, le soufre, ou l'élément
» alcalin, agit seul et indépendamment des autres
» principes actifs?... » Un instant, j'ai cru que c'é-
tait chez lui inadvertance, ne pouvant ignorer, certes,
ce qui a été dit et fait à l'appui de semblables prétentions. Comment qu'il en soit, la réponse est facile.
Je pourrais, les yeux fermés, la trouver dans maints
paragraphes de ses recherches sur les eaux des Pyrénées. Mais, comme M. Filhol n'aurait peut-être pas
une entière confiance dans ce qu'il en raconte, et
qu'il n'est, je crois, ni praticien, ni guérisseur, je
prendrai mes preuves chez des auteurs connus et des
plus habiles : *Orfila*, *Constantin James*, *Anglada*,
dont il ne saurait contester le savoir, l'intelligence, la
netteté d'idées, la bonne foi surtout, et dans M Gintrac, dans les observations duquel ces preuves sur-
abondent.

Orfila dit expressément (**) qu'il ne peut indiquer
au juste le rôle que joue dans l'action des eaux la
préparation sulfureuse à laquelle, ajoute-t-il, elles
peuvent bien devoir en grande partie leur action sa-
lutaire, et le médecin qui veut remplir une indication
utile doit particulièrement compter sur l'action du
sulfure de sodium, et se guider d'après les résultats nu-
mériques indiqués pour chacune de nos différentes
fontaines.

En abordant, dans son *Guide pratique*, les sources

(*) Opuscule sur Cauterets, page 83.
(**) Article *Cauterets* du Dictionnaire de médecine.

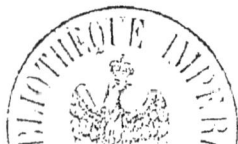

2

des différentes stations thermales, et avant toute autre considération, M. James signale dans chacune le degré de chaleur et la dose de sa *sulfuration*. Que si parfois il lui arrive d'être embarrassé pour l'explication des singularités merveilleuses dont lui semblent douées certaines de nos sources, c'est encore à tel ou tel autre de leurs ingrédients et isolément qu'il les rapporte.

Pour Anglada, l'*hydrosulfate* agirait simultanément sur le système tégumentaire et la muqueuse des poumons, se montrant ainsi fortement sudorifique et détournant, de l'organe de la respiration, des mouvements fluctionnaires vicieusement concentrés (action que doit contrarier toutefois une expectoration abondante quand elle survient conjointement avec cette excitation dermoïde), et tout cela aurait lieu pendant que le *carbonate de soude* porterait son action sur le système lymphatique, résoudrait des congestions glanduleuses, atténuerait la cause du rhumatisme, et provoquerait des urines copieuses. Sa part, comme on voit, n'est pas mince.

Enfin, dit M. Gintrac, parmi les éléments variés qui, dans l'action des eaux sulfureuses, doivent être étudiés avec soin, il en est principalement deux qui, par leurs proportions et leurs degrés, déterminent la *diversité* de puissance depuis longtemps signalée dans les différentes sources : ces éléments sont une température plus ou moins élevée, et la dose plus ou moins considérable du principe sulfureux (*).

Ce travail de M. Gintrac a été jugé d'une si grande importance qu'on me permettra d'entrer dans quelques détails qui intéresseront, j'en suis certain, et qui justifieront les éloges qui lui ont été donnés.

La proportion du principe sulfureux, dit-il encore, a fait le sujet de recherches nombreuses. Mais les analyses auxquelles d'habiles chimistes se sont livrés *étaient loin de donner des résultats identiques et précis.*

(*) *Journal de médecine pratique* de Bordeaux.

D'ailleurs, les procédés, employés jusqu'à ces dernières années, réclamaient des précautions multipliées, beaucoup de temps et une habitude spéciale de ce genre d'expérimentation.

Le procédé de M. Dupasquier venait d'éclore, et jamais, raconte M. Gintrac, si grand service n'avait été rendu à la science et surtout aux médecins. A l'aide de ce moyen aussi *ingénieux* que simple, aussi *expéditif* que *fidèle* et *sûr*, on peut connaître la dose exacte de l'acide sulfhydrique libre et combiné dans une eau sulfureuse quelconque. Que faut-il pour cela? de l'iode, un peu d'amidon jeté dans l'eau qu'on veut analyser et le tour est fait. La saturation du soufre est complète. Vous savez avec la dernière rigueur la quantité de sulfure existant dans l'eau qui a fait le sujet de l'expérience. Vous pensez bien que, frappé de tels avantages, M. Gintrac eut hâte d'en faire l'application, et vite de se rendre aux Pyrénées où les médecins l'accueillirent avec empressement et bienveillance. C'était justice, car le but était des plus louables, et le succès, qu'on se promettait, assuré.

Mais son empressement et sa précipitation ne lui ayant pas laissé le temps de se pourvoir d'un sulfhydromètre, il le remplaça, grâce à un ami dévoué et obligeant, par l'*éprouvette* de *Collardau* graduée d'après le système décimal de *Gay-Lussac*. Le besoin rend ingénieux et preste; les essais, faits en commun avec cet ami, eurent un résultat aussi précis que ceux qu'on obtient par l'instrument du professeur Lyonnais. Rien ne manqua au succès de ses opérations; elles concordaient, à quelques milligrammes près (*), avec les opérations de M. Fontan, faites dans les mêmes conditions. Aussi lui valurent-elles l'approbation de cet observateur sagace, célèbre alors, mais aujourd'hui un peu désappointé et presque tombé de son piédestal.

(*) Qu'on veuille bien le remarquer: ces messieurs opèrent constamment avec des procédés sûrs, précis, fidèles et sûrs des eaux invariables, et leurs produits ne sont jamais identiques.

Cette approbation produisit sur M. Gintrac un effet si prodigieux qu'elle fit cesser incontinent la défiance qu'il conservait du peu d'exactitude de ses opérations (bien naturelle, du reste, à ceux qui n'en ont pas l'habitude), mais si complètement que nul depuis ne s'est montré plus enhardi. C'est à faire croire que son premier enthousiasme est devenu de la monomanie. On l'a vu des mois entiers à *Cauterets* et tous les jours, de sept à huit heures, se rendre à nos Etablissements, nanti de ses flacons, et, suivi de quelques apprentis sulfhydrométriques, procéder à ses prestidigitations en présence des baigneurs ébahis, à dessein sans doute de surprendre, un jour ou autre, leur dernier secret à nos fontaines, et de pouvoir ajouter de nouveaux faits à cette longue série d'observations sous le poids desquelles il ploie et reste stérile malgré ses prévisions.

Rien ne dénote, en effet, que ces essais tant répétés aient eu d'autres résultats que ceux déjà connus. M. Gintrac avait tout apprécié du premier coup. Ces ingrédients maudits *sulfures* et *chlorures* créés, en vérité, et mis au monde pour le tourment des médecins et chimistes, avaient été surpris dans leurs recoins, saisis au passage, et l'on dut se croire un instant parfaitement campés sur tout ce qui les regardait. Mais, ô frivolités des choses humaines! au moment du plus grand enthousiasme, lorsqu'un chacun se disait persuadé et convaincu, et que nul, n'eût osé soupçonner la moindre erreur, ni prétendre qu'entre les *résultats comparatifs* de M. Gintrac et les *rapprochements* obtenus à si grands frais, il n'existait aucune analogie, que tout en était exagéré, invraisemblable, vous avez fulminé votre sentence, M. *Filhol*, et tout cet échaffaudage a été brisé, et pour toujours, est-il à craindre!

Ce que vous dites à ce sujet est trop fort de vérité et si raisonnable, qu'il faut vous citer en entier...

« Les résultats de mes recherches sur la *sulfhydromé-
» trie* porteraient peut-être les chimistes à douter, un
» peu plus qu'ils ne l'ont fait jusqu'à ce jour, de la

» valeur des essais exécutés par cette méthode, lors-
» que ces essais n'ont pas été conduits par des *hommes*
» bien accoutumés aux difficultés de l'analyse et *par-*
» *faitement capables d'apprécier* et d'éviter les *causes*
» *d'erreur si nombreuses* qui entourent ces sortes d'ex-
» périmentations. On sera peut-être convaincu, après
» avoir lu les observations que j'ai recueillies à ce
» sujet, que les résultats obtenus par des *personnes*
» *étrangères* à la pratique journalière de la chimie, qui
» se sont contentées de faire une promenade dans les
» Pyrénées, et d'y *observer* les eaux à l'aide d'un
» *thermomètre* et d'un *sulfhydromètre* sont en général
» insuffisants. Il est plus difficile qu'on ne le pense
» de bien étudier une source minérale au point de vue
» de la physique et de la chimie, et les *hommes* vrai-
» ment spéciaux sont malheureusement seuls convain-
» cus de cette difficulté.»

« Pour celui qui examine superficiellement les cho-
» ses, ajoutez-vous, les eaux de Baréges, par exemple,
» peuvent trouver leurs analogues dans une foule d'é-
» tablissements thermaux des Pyrénées; c'est ainsi,
» qu'en ne consultant que le *thermomètre* et le *sulfhy-*
» *dromètre*, on arriverait à trouver que l'eau de la
» douche de Baréges est analogue à celle de *Richard*
» *supérieur* de Bagnères-de-Luchon. Les chiffres sui-
» vants que j'ai empruntés au travail publié par
» M. Gintrac, en fournissent la preuve» :

Baréges, douche, température 45°
Sulfure de sodium. 0, 0434

Luchon, Richard, température 47°
Sulfure de sodium. 0, 0421

« Mais l'expérience donnerait un démenti formel à
» un pareil rapprochement. Disons tout de suite qu'une
» analyse bien faite justifierait ce démenti : » oui, si
les autres ingrédients minéralisateurs de ces deux
sources varient dans chacune d'elles, comme la chaleur et leur sulfuration. Une analyse exacte ferait mieux
connaître pour quoi ou en quoi elles diffèrent ou ne se

ressemblent pas. Mais le ferait-elle aussi bien que l'expérience ne l'établit, et ne faudrait-il pas toujours en appeller à cette dernière? alors à quoi sert une analyse? disons de même, en finissant, que les rapprochements qu'admet M. Gintrac sur de semblables données entre notre admirable Raillère, par exemple, et la source de *Bayard ou des Yeux* à Cauterets, celle de *Soulerat* à Luchon et la *Piscine* à Barèges, et toutes autres à l'avenant, sont d'un non-sens si ridicule que le moindre d'entre nous pourrait chaque jour s'en convaincre et l'attester.

Ces sortes de rapprochements ont d'ailleurs un mauvais côté; ils sont dangereux par l'erreur et les préjugés qu'ils favorisent et propagent, par la facilité qu'on a à les retenir et par la confiance qu'ils excitent chez le peuple et les esprits superficiels, à tel point que beaucoup n'attachent d'importance qu'aux sources qu'on leur dit contenir le plus de sulfure. Toutes les autres sont à leurs yeux sans vertu aucune, et le croirait-on? ce langage est très-ordinaire aussi à certains médecins à qui un peu plus de retenue irait à merveille, et qui, au lieu de plaisanter à leur sujet comme une vache qui galoppe, feraient plus sagement de mieux les observer, de bien les étudier et de s'assurer, ainsi faisant, s'ils ont une raison quelconque de les dénigrer autre que leur ignorance ou leur mauvais vouloir... Ce que je dis, du reste, est tellement passé dans nos mœurs qu'à ce sujet, les questions les plus étranges nous sont adressées... J'ai un grand reproche à vous faire, monsieur, me dit un jour une grosse dame en entrant chez moi, à demi courroucée; vous me faites boire et baigner depuis dix jours à une fontaine qui n'a pas de *sulfure*, et ma maladie ne peut guérir sans ce minéral; je le tiens d'un médecin habile que le hasard m'a fait rencontrer. Je vous prie, faites que j'utilise mieux mon temps ici; au demeurant, je me trouve bien; mes entrailles sont moins douloureuses; je mange et dors assez; mes forces reviennent de même, mais, avec du sulfure j'obtiendrai mieux encore. Cette dame buvait à domicile de l'eau de Mauhourat; elle se baignait alternativement à Rieumiset et à la Raillère, et ne se nourissait que de potages et de fruits rouges. Elle fut à Pause-Vieux boire et se baigner, et dès le troisième jour survinrent la constipation, des efforts continuels de vomir suivis du rejet d'eaux visqueuses, limpides, et une raideur des extrémités inférieures presque tétanique... Que d'accidents, chaque jour, provoqués par des conseils donnés ainsi à la légère, des médications incendiaires et par un diagnostic mal déterminé!

Nous voudrions, si cela pouvait être, raconter brièvement et une à une, les différentes propositions qui ont rapport à nos Thermales, et les faire suivre de réflexions qu'elles comportent. (Je le ferai en publiant mon recueil d'observations pratiques.) Mais de ces propositions, les unes sont oiseuses, les autres nécessaires, et depuis long-temps connues, appréciées, mille fois redites. Il en est même de tellement inhérentes au sujet que, sans elles, l'application de nos eaux serait impossible ou fautive, et c'est un tort réel, même une chose déplacée et de mauvais goût, que d'en discourir avec tant de complaisance et de manière à vouloir persuader, semble-t-il, que c'est pour la première fois qu'on les aborde. Tels le degré de la température des eaux et sa déperdition facile, leur altérabilité par le fait du remplissage ou d'un mauvais captage, leur transport, etc., etc., choses par trop vulgaires, minutieuses, et qui rendent tout ce qu'on en raconte d'une prolixité fatigante et inutile.

Mais parmi, il en est deux qu'on ne peut taire et qui prouvent fortement que, malgré les progrès dont les chimistes se vantent, et les procédés perfectionnés qu'ils tiennent à leur disposition, les analyses constituent encore l'un des problèmes les plus délicats dont la solution puisse leur être demandée, et qui nous portent à prendre en pitié tous ces opérateurs forains.

et improvisés que l'on voit en nombre, chaque saison des eaux, dans nos différents établissements.

Comment, en effet, ne point prendre leurs travaux en suspicion? Quand on voit les notabilités les plus remarquables, les géants de la science, les Murray, les Bertholet, les Gay-Lussac, Régnault, Henry, Liebig, etc., déclarer qu'il est très-difficile, sinon impossible, de reconnaître le mode de composition d'une eau minérale; de donner de la solubilité des sels des explications opposées; de convenir que leurs efforts sont restés impuissants, et que la question est encore à résoudre. Sans doute, il pourrait être utile ou tout au moins satisfaisant de savoir au juste si, dans une eau minérale, l'acide sulfurique y est uni à la soude ou à la chaux, ou bien à la magnésie; de déterminer s'il y existe à l'état de liberté ou sous forme de monosulfure ou de polysulfure, etc.? Mais c'est à vous, chimistes, à l'établir, à le prouver, et à l'observation médicale à bien apprécier les effets de chacun d'eux. Sinon l'observation fera sa besogne toute seule, à la sourdine, sans clinquant ni fracas, comme c'est dans sa nature. Les malades n'y perdront rien, et leurs maux y seront comme toujours combattus et guéris.

Tout ce qu'on a dit et fait concernant la nature du composé sulfureux et des sels que renferment les eaux, offre une disparate déplorable, et ce désaccord entre gens du métier d'une habileté incontestable aurait lieu d'affliger, si leur emploi eût dû en souffrir le moins du monde. Mais la plupart des praticiens et des malades s'enquièrent peu, ordinairement, si les vertus des eaux de *Luchon*, par exemple, tiennent à la présence de l'*huile éthérée volatile très-exaltée* que Campardon y avait reconnue, et à son *papier mâché* (barégine), ou si elles sont dues aux sulfites, polysulfites de M. Filhol et consors; les uns et les autres les prennent et les prescrivent de confiance, sans en rien savoir; et leurs bons effets de consolider et d'ajouter chaque jour à leur grande renommée.

Il en était ainsi depuis les Romains, je crois, lorsqu'en 1766, Bayen, dans un travail des plus estimés et à l'aide de procédés fort ingénieux, découvrit son fameux *foie* composé de natrum et de soufre, dénomination tout aussi rationnelle que celle de sulfure de sodium, ou de sulfuré sodique et de tant d'autres crées à plaisir et auxquelles la mémoire la plus heureuse a peine à suffire. Rien ne lui échappa : ni le sel de Glauber, ni le sel marin, ni la matière grasse et vitrifiable, enfin tout, jusqu'à l'explication de la teinte blanche que présentent certaines sources, parut satisfaisant. On n'a fait guère mieux depuis.

On regrette qu'après une interprétation aussi lumineuse, étourdiment et sur des expériences nullement concluantes, on ait bien long-temps dédaigné une opinion aussi motivée, et qu'on ait admis que le soufre n'existait dans nos eaux que sous forme de gaz hydrogène sulfuré. Il en est toujours ainsi quand nos idées ne sont point arrêtées et qu'on est avide de nouveautés : une demi-vérité est alors préférée à une vérité entière, et les choses d'aller leur train accoutumé. A tout prendre, ces ingrédients faisant partie de nos eaux, il est tout simple qu'on les y trouve de même que le carbonate de soude qui a été le sujet de si vives discussions entre M. Long-champ et Anglada, et que M. Filhol a admirablement arrangés en ne donnant ni tort ni raison à aucun d'eux. Non, dit-il à M. Long-champ, il n'y a pas de soude *caustique* dans nos eaux; et s'il y a du carbonate de produit, il fait observer que ce n'est jamais au griffon, mais seulement aux lieux d'emploi et lorsque l'air a agi sur elles.

A cette occasion, et contrairement à ce qui est encore reçu, est-il bien nécessaire de tant s'évertuer et s'escrimer à savoir et à connaître ce que sont les sources minérales dans leurs conduits et points d'émergence? Les apprécier à la buvette et autres lieux d'emploi, serait suffisant, ce me semble, puisque ce n'est qu'ici qu'on les utilise, et que les malades les prennent. Captez les eaux le mieux possible ; faites qu'elles arrivent dans les différents lieux intactes et bien conservées ; mais tout ce que vous nous racontez et publiez de vos recherches en delà, me semble oiseux et sans valeur aucune. Vivre dans les galeries souterraines en compagnie des dames couleuvres, hôtes peu aimables de ces lieux, pour bien préciser leur chaleur et leur manière d'être, et pouvoir vous rendre plus tard un compte exact des altérations qu'elles ont pu subir, me paraît d'un zèle mal compris, et d'un dévouement sans utilité d'aucune sorte. Il n'y a ici qu'une curiosité satisfaite et rien de plus.

Après quelques années de vogue de l'opinion de Save, Anglada mit à néant l'acide sulfhydrique, et réhabilita le *natrum* soufré de Bayen ; façon de voir à laquelle s'étaient déjà ralliés Poumés et Long-champ : l'un en disant que l'odeur exhalée par les eaux provenait de la décomposition des sulfures, et Long-Champ en y signalant un sulfure simple, mêlé *peut-être* à du polysulfure (*). Bref, Orfila et Anglada, ayant définitivement admis que le monosulfure de sodium était le minéralisateur par excellence de toutes les eaux sulfureuses des Pyrénées, et qu'elles ne devaient leur propriétés curatives qu'à ce composé, tous les chimistes se déclarèrent convaincus, et reconnurent qu'on devait à Anglada, surtout, la vraie solution d'une question si débattue.

Tous les intéressés vivaient ainsi satisfaits et tranquilles, lorsque M. Fontan vint, à l'improviste, leur jeter à la face son *sulfhydrate de sulfure,* mot barbare et repoussant, vrai brandon de discorde, bien fait pour troubler la douce béatitude de ces travailleurs dévoués et philanthropes ; car on sait que ces messieurs n'ont pour but unique que la connaissance de la vérité et le bonheur de secourir l'humanité souf-

---

(*) Les mots *peut-être, approximativement, comment qu'il en soit* et autres sont fréquemment employés par ces messieurs, ce qui prouverait que ce qu'ils disent des eaux, n'est ni clair, ni précis, ni parfaitement déterminé.

frante !... Il fallut lutter de nouveau, recommencer
de plus belle, sur nouveaux frais ; dire et ressasser
de mille manières les jeux divers et multiples du
soufre et de ses combinaisons spontanées ou provo-
quées, des sels, des acides, des sulfates, sulfites,
hyposulfites contenus dans nos Thermales ; s'aider de
toutes les équations ; en appeler à tous les réactifs
connus ; faire et refaire les opérations de la chimie
la plus fine et la plus transcendante, etc. ; enfin,
commencer une joute à mort, et qui prouve démésurément à quel adversaire redoutable ils avaient af-
faire.

Quoique seul de son avis, M. Fontan s'est un
instant vaillamment défendu ; mais ses arguments ont
été trouvés sans valeur ; son sufhydrate a été déconfit,
et bien ridiculisé serait aujourd'hui celui qui essaie-
rait de le faire revivre. Et voyez où conduit un
premier échec ! toutes les autres prétendues découvertes et appréciations de M. Fontan, fruit de tant
de veilles, de travaux assidus, de rapprochements ingénieux, de voyages lointains et pénibles, toutes ont
subi un sort pareil à celui de son *sulfhydrate sulfuré !*
Ni la considération de ses compatriotes et de ses confrères, ni l'assentiment des académies, ni les éloges
dont les voûtes de l'Institut ont retenti au sujet de
ses productions hydrologiques, rien n'a pu le sauver :
on eût dit le pur effet d'une usurpation flagrante. En
premier lieu, la laide histoire du gazomètre Soubies,
de la Villa-Théas, à Bagnères-de-Bigorre, lui a porté
malheur ; son explication du blanchiment de certaines sources sulfureuses n'est plus admise ou ne
satisfait pas sur tous les points. Aussi, pourquoi a-t-il
oublié, dans la formation de ce phénomène insigni-
fiant, l'action de l'acide silicique et admis son *sulfhy-*
drate comme germe préexistant de ce résultat ? Il est
également prouvé que la source la plus chaude de
celles d'une même localité n'est pas toujours la plus
sulfureuse. Tout bien examiné, les eaux sulfureuses

accidentelles calciques n'auraient non plus d'autre origine que les naturelles *hydrosulfatées alcalines* d'Anglada. Enfin, sa manière d'envisager la source de
l'Empereur, d'Aix-la-Chapelle, et de ne la croire sulfureuse que par cas fortuit, alors qu'elle donne lieu
à des incrustations de soufre partout où elle passe ou
séjourne, manière de voir, très-rigoureuse au fond et
très-logique, n'a pas été acceptée non plus. M. James
en appelle de son jugement à l'expérience, le corps
de l'homme, fait-il observer, étant dans certains cas
le meilleur des réactifs. Or l'efficacité de cette source
contre des infirmités où les eaux salines sont impuis-
santes le porte à regarder cette source comme réellement sulfureuse.

Mais que reste-t-il donc à M. Fontan pour com-
pensation d'une telle infortune? sa *sulfuraire*, ses *flotteurs* et sa science pratique... On dit qu'il administre
les eaux avec intelligence et bonheur... J'ai lu ou ouï
dire, en effet, qu'il se fait fort de calmer la susceptibilité nerveuse d'une petite maîtresse avec un bain
de la *grotte* de Luchon, aussi facilement qu'exciter
un Hercule avec la source du *Pré* de Cauterets (on
ne connaît pas mieux ses moyens); et cette connaissance, il la doit, je gage, à son sulfhydrate ou à
quelque chose d'analogue. On raconte de même
qu'une femme, guérie par lui d'une maladie grave
de l'utérus, est devenue grosse après dix années d'at-
tente. Non, il n'est pas de maladie chronique qui,
sous sa direction, résiste à la vertu de ces eaux minérales : une dame y a été guérie d'une phthisie
confirmée; elles ont aussi guéri des congestions catarrhales en nombre; toutes sortes de dermatoses,
depuis l'eczéma et le prurigo, jusqu'à la dartre ron-
geante; même l'éléphantiasis, même la lèpre hideuse;
des névralgies et des ankyloses; des métrites et des
torticolis; des rhumatismes avec engorgements ou
simples; des cystites et des dyspepsies; des caries et
des apepsies; des vomissements et des ganglionites;

des blépharites et la paralysie . Ces eaux encore re-
lèvent les forces et favorisent le *molimem hemorra-
gicum* ; elles sont surtout efficaces contre les affections
siphilitiques au deuxième et troisième degrés, et
M. Fontan proteste avec force contre la sentence de
Bordeu qui voulait que pour guérir, à Baréges comme
à Luchon, Vénus ne fût pas de moitié dans les blessures que Mars aurait produites. Et cette vertu, M.
Constantin James l'attribue à la forte alcalinité des
eaux de Luchon, alors que M. Filhol assure qu'elles
n'en contiennent que fort peu, et que le sulfure de
sodium en a tout le mérite... (*). Au demeurant,
que les triomphateurs de M. Fontan ne se targuent
pas trop de leur victoire : leur savant compétiteur
sans doute est abattu ; mais dans une science si mal
assise, leur succès pourrait bien n'être qu'éphémère,
bientôt suivi de déplaisir et de mécomptes.

Libre penseur, je vais, usant de mon droit d'examen, dire à M. Filhol qu'il est un homme désespé-
rant, et qu'avec son désir de bien faire et d'atteindre
tous les errements possibles, il bouleverse toutes choses, met à néant les idées le mieux assises, les connaissances bien avérées sur lesquelles reposent les
vertus de nos eaux et les résultats d'expérimentations
les plus exactes : tel le nouveau principe minéralisateur des Eaux-Bonnes, qui va rendre faciles et parfaitement *compréhensibles*, dit-il, les propriétés particulières dont jouit cette source célèbre, et porter à
quatre espèces différentes le nombre des eaux-bonnes
que nous connaissons déjà.

Vous vous êtes donc trompés, Bordeu, Long-Champ,
et vous aussi, M. Gintrac ! Brisez votre éprouvette :
vous avez jugé sulfureuses des eaux qui ne le sont
pas, qui ne le sont plus, ou qui le sont à peine, et
c'est à tort que vous avez rattaché au sulfure alcalin
la puissance de stimulation exorbitante dont vous les
dites douées. La découverte du sulfure de calcium

(*) M. Filhol, page 348.

va amener une perturbation complète dans la thérapeutique de ces eaux ; et les praticiens qui n'ont eu,
jusqu'ici pour se guider, que vos idées ou l'expérience
qui y supplée ou leur vient en aide, devront parfaitement diagnostiquer, bien saisir les indications avant
de déterminer quelle est celle des eaux de bonnes
qui pourra le mieux convenir à leurs malades :

Ou bien des eaux de bonnes *d'autrefois* dites de
Bordeu faites de toutes pièces, douces, béchiques,
altérantes, convenant mieux que celles de Cauterets
dans le *marasme*, lorsque le sang est *sec* et *échauffé*,
lorsque l'irritation domine, circonstance qui permettra de les boire sans mesure, même au repos;

Ou bien des eaux de bonnes de MM. *Daralde, Fontan, Gintrac* etc., contenant 0 gr. 0217 de *sulfure* de
sodium et de la barégine, plus actives de beaucoup
que celles de la Raillère; bien plus active aussi, que
la source de *Sicre* à Ax, qui en contient 0 gr. 316,
et que celle de notre *Mauhourat,* quoique d'une température plus élevée; et ces eaux de bonnes *Daralde,
Fontan,* etc, vous les prescrirez aux malades à com-
plexions apathiques, lymphatiques, écrouelleuses, à
tous ceux chez lesquels l'asthénie prédomine ;

Ou bien vous aurez à déterminer si ce seront les
eaux de bonnes de M. Constantin James qui convien-
dront à vos malades, M. Constantin James qui, dans
son *Guide pratique,* a brodé sur ces eaux un délicieux
roman. D'après lui et M. Henry, ces eaux contiennent, outre 0 gr. 0214 de monosulfure, 0 gr. 2271
de sel marin que nul ne soupçonnait y exister ; et
c'est à cette combinaison nouvelle qu'il attribue la
vertu qu'elles ont d'exciter l'organisme, de briser
les congestions, les fluxions des voies respiratoires, de
désenchatonner les tubercules etc., etc. et de provoquer sur le système nerveux une exaltation pareille
à celle que produit le *café* (la transition, comme on le
voit, est gentiment ménagée). Malgré cette suavité qui
rappelle un peu l'eau de Bordeu et qui n'est que l'e-

fet d'une inadvertance sans doute , M. James recommande de ne les prendre qu'à doses fractionnées, à cuillerées à bouche, même moins ; car il suffit d'en approcher parfois les lèvres pour amener la plupart de leurs effets accoutumés : hémoptysies, toux convulsives, la fièvre, l'insomnie ; et tout cela est naïvement raconté ; on a l'air de croire à cette énergie sans pareille ; on l'écrit, on l'imprime !... Mais, s'il en est ainsi, ces eaux, depuis Bordeu, ont donc subi de bien grands changements, ou les malades qui se rendent à cette station thermale ne sont aujourd'hui pétris que de substances éthéréés et de bitume.

Enfin les médecins décideront si leurs malades devront être adressés aux Eaux de bonnes (Filhol) à base de chaux, dans lesquelles le *sulfure* de *calcium* serait considéré comme la cause présumée de leur spécialité dans les affections morbides des voies respiratoires, et des guérisons nombreuses qui s'y opèrent, comme le témoignent magnifiquement les mausolées du *Père-Lachaise* de la ville de *Pau*, celui des Eaux-Bonnes et même ceux de quelques villages intermédiaires entre ces deux stations si vantées pour leur climat, leur comfortable et les plus agréables passe-temps.

Cette digression un peu longue ne doit pas nous empêcher de faire remarquer que ce nouvel ingrédient des eaux de bonnes, le *sulfure* de *calcium*, qu'on aurait dû y signaler depuis des années, vu le voisinage de ce bourg avec les sources de Salies en Béarn et la position des ophites, du sel de mine et des terrains gypseux qui les accompagnent, cet ingrédient, (le *sulfure* de *calcium*) doit servir à résoudre expérimentalement le problème si difficile de l'origine des eaux sulfureuses des Pyrénées, et conduire à la solution de l'une des plus belles questions relatives à la physique du globe (nous verrons bien). Du reste, que faut-il pour arriver à ce magnifique résultat? presque rien : un nouvel appel aux conseils municipaux des communes intéressées, à celles des Eaux-Bonnes, de Labassère et de Gazost, par exemple, dont les sources ont entre elles sinon une ressemblance complète, du moins une grande analogie, ce qui sera mis hors de doute d'un jour à autre, et ce dont bien des personnes sont déjà convaincues; plus, tracer des galeries souterraines, y vivre des mois entiers, s'y livrer à des recherches, y pratiquer des sondages, des analyses de toute sorte; y humer les vapeurs sèches et les vapeurs humides; s'y imbiber de l'odeur du soufre ou de toute autre substance... et tout cela par amour de la science et de l'humanité... ah! dites tant que vous voudrez que ce siècle est un siècle d'égoïsme : voilà qui vous donne un démenti, et qui doit faire cesser vos préventions.

Mais, ici, M. Filhol est pris sur le fait, et j'en fais la remarque à dessein. Le rôle éminent que ses partisans font jouer au sulfure de sodium, lui l'attribue au sulfure de calcium, et il ne viendra plus, présumons-nous, nous demander où sont les praticiens (de ceux-ci, il y en a moins, mais des chimistes tous) qui se persuadent que dans une eau minérale, un de leur principes agit seul et indépendamment des autres composants. Pour vous, tous les autres ne seraient donc que du remplissage; on les y compte pourtant par douzaines... Cela n'est ni vrai ni vraissemblale.

. Usant une fois encore du droit de mon libre examen, je dirai, vite et avec satisfaction, que vos appréciations différentes des changements et pertes notables qu'éprouvent nos Thermales, par l'effet de leur contact avec l'atmosphère et autres accidents, et des propriétés curatives nouvelles qui en sont le résultat, sont vraies et très exactes, mais elles ne sont pas entièrement de votre fait... Voici ce que j'en écrivais, il y a trente ans, dans mes *Considérations sur l'action thérapeutique des eaux minérales sulfureuses etc.* (page 52.)

« Il est de fait, on l'oublie trop facilement, que les
« eaux actives de Luchon, Baréges et Cauterets dont

« la température varie de 36 à 48° Réaumur, ne sont,
« telles que la nature les présente, jamais utilisées
« qu'en boisson ou sous forme de douches; le lait,
« différentes infusions, divers sirops atténuent leur ac-
« tion et la font varier à l'infini. »

« Ne vous récriez point à cette occasion, ajoutais-
» je (page 63), contre les changements qu'elles subis-
» sent; ils sont irrémédiables pour toutes; nous n'en
» connaissons pas que l'air extérieur ne décompose,
» malgré les précautions indiquées, et à tel point,
» qu'il suffit du moindre courant pour instantané-
» ment obtenir le dégagement de l'acide hydrosul-
» furique, et la conversion du sulfure alcalin en
» sulfate de soude, et successivement en hyposulfite,
» sulfite, etc., au fur et à mesure que l'action de l'air se
» continue et se prolonge; et la preuve que cet incon-
» vénient est fréquent et journalier, dérive de la né-
» cessité où nous sommes d'en mitiger la boisson et
» de diminuer de la sorte leur trop grande activité (*).
» Qui ne voit que ces eaux, ainsi modifiées, doivent
» avoir une puissance d'excitation différente, qu'il est
» tout simple de le reconnaître quand des faits jour-
» naliers l'établissent, et que le raisonnement nous l'a
» fait concevoir comme indispensable. » Ainsi était
résolue d'avance, la question que s'adressait M. Fontan, au sujet de l'altération qu'éprouve, dans ce cas, le
principe sulfureux de nos eaux et l'activité différente
de ses propriétés curatives, quoique le soufre s'y trouve
alors en plus faible proportion.

A ce sujet, M. Filhol signale, comme étant d'un
très-grand intérêt, pour la thérapeutique, celles de
nos eaux qui, par leur prompte altérabilité, laissent
échapper abondamment leur gaz sulfhydrique; circon-

(*) Pourquoi dans ce cas, observe-t-on, ne pas les prendre pures et en
moindre quantité? Cette objection spécieuse a séduit bien des personnes; mais
l'expérience la dément, et tel qui ne peut boire une verrée sans être dérangé,
en boit deux et trois impunément, adoucie quelle est par du lait, divers sirops, etc.

stance qui permet, ajoute-t-il, à ce puissant modifica-
teur de l'appareil pulmonaire d'agir directement sur
les voies respiratoires, et qui sont bien préférables en
cela à celles qui, ne subissant qu'une altération lente,
inaperçue, portent plus spécialement, sur la peau des
baigneurs, l'action du sulfure ou celle des combinaisons qui en dérivent. Mais la Raillère et Bonnes ap-
partiennent à cette dernière catégorie; l'odeur du
soufre y existe à peine, et leur efficacité dans les maladies de poitrine et du larynx est une des moins
contestées. Par elles néanmoins, nulle inhalation n'est
possible; prises et ingérées, l'estomac en reçoit la
première impression; puis, par sympathie, résorption,
ou, après avoir parcouru tous les détours de la circulation, elles parviennent le plus souvent à dégager les
poumons, à en modifier les sécrétions, à en éliminer
les mucosités, même les matières purulentes ou tous
autres produits accidentels, et nos bains de favoriser
cette action altérante et expectorante, en portant à la
peau, en activant la circulation capillaire, et détournant, des organes pulmonaires, les mouvements de
fluxion que leur état morbide y attire trop fortement.
Usez donc de ces vapeurs dans les dermatoses, si vous
voulez, mais avec circonspection; car l'action en est
souvent répercussive; dans les maux de gorge et les
pneumonies chroniques, l'effet en est le plus ordinairement fâcheux. Combien de phlegmasies vives ne
survient-il pas tous les jours en se gargarisant et par la
seule inhalation de nos eaux, bien moins énergiques
toutefois que celles d'Etigny, de la Reine de Luchon
et d'Ax? Des faits fâcheux l'attestent tous les jours, et
mon recueil d'observations ne le prouvera que trop.
J'ai pour voisin un malheureux paysan chez lequel vos
vapeurs, prescrites contre un rhumatisme musculaire
dont il était atteint, agirent si activement qu'il fut
mis en deux plis : le menton touche à ses genoux,
et les talons à ses fesses. Rien de si piteux à voir !
Que d'angines produites, croyait-on, par une hu-

meur herpétique, vainement soignées à Bonnes et à Cauterets, ont été exaspérées par cette médication incendiaire, suivies d'aphonie, et rebelles, depuis, aux moyens les meilleurs et les plus variés. Chez un prêtre de la Charente, entre autres, M. B., l'exaltation devint si vive, la fièvre et les douleurs de tête si considérables que les saignées, des boissons tempérantes et les soins bienveillants de personnes amies des environs de Toulouse où il séjourna deux mois, ne purent le rétablir; sa voix est restée perdue.

Hors la spécialité que MM. Filhol et James attribuent au chlorure de soude et au sulfure de calcium qu'ils disent avec M. Henry, faire partie des eaux de Bonnes, le monosulfure de sodium conserve sa prééminence, et il est généralement admis que les eaux sulfureuses sont d'autant plus énergiques et salutaires qu'elles en contiennent une plus grande quantité. Mais, le contraire ayant lieu dans nombre de circonstances, les malades continuent leurs errements, et les médecins de les prescrire, non pas pour tels ou tels de leurs principes, mais à cause des données d'une expérience à peu près constante; ce que les analyses leur apprennent est dédaigné ou on ne le cite que pour mémoire. Voyons plutôt.

Une verrée, demi-verrée (moins encore on l'a déjà vu) de la source vieille de Bonnes qui ne contient que 0 gr. 0214 ou 0217 de sulfure, suffit, assure-t-on, pour lui imprimer une telle puissance de stimulation que par elle, une forte excitation constitue une partie de ses effets sur l'organisme; les poumons en reçoivent la principale influence; on voit par cette médication insignifiante peut-on dire, l'inflammation gagner l'arrière gorge, la luette; les amygdales devenir injectées, les malades perdre leur voix, la toux augmenter et la poitrine être oppressée et souffrante.

Mais, à St-Sauveur, la dose du sulfure dépasse celle contenue dans l'eau de Bonnes; la chaleur en est plus forte, et l'azote et les mêmes sels y circulent également;

cette eau toutefois ne cause jamais rien de fougueux ni d'irritant; elle passe pour sédative; on la boit peu et presque sans succès(*), à l'encontre de celle de Bonnes qui n'est guère utilisée qu'à l'intérieur; mais les bains en sont adoucissants... ces différences sont frappantes; mais qu'est-ce qui produit donc dans ces eaux, formées d'ingrédients semblables, des effets si opposés?

Un constraste singulier qui prouve avec qu'elle facilité les chimistes tirent leurs inductions, et combien les rapprochements qu'ils font sont arbitraires et un effet de leur complaisance ou pis peut-être, c'est l'analogie qu'ils établissent et proclament comme une chose des plus heureuses entre la source Barzun, à Baréges, et quelques autres fontaines. Ainsi St-Sauveur, plus minéralisée et plus chaude que celle de Bonnes, est moins active; et la source Barzun, avec ses 0 gr. 0330, au lieu de 0 gr. 0253 de sulfure de soude, plus de gaz, de fer, de sulfure de chaux, etc., serait hyposthénisante et sédative à l'égal de St-Sauveur. On voit que par sa sulfuration elle se rapproche de celles qu'à Baréges on considère comme les plus actives : *l'entrée* et les bains neufs; et son action diffère en tout de celle de ces dernières. Un autre rapprochement encore : Barzun pour la boisson irait de pair avec la vieille de Bonnes et celle de notre Raillère; elle serait cependant bien moins excitante qu'elle, quoique beaucoup plus minéralisée; mais les chimistes de dire qu'il ne faut nullement s'arrêter à ces particularités, puisque l'observation ne laisse aucun doute sur la vertu de chacune de ces deux fontaines : c'est mon sentiment aussi; mais, alors, pourquoi une analyse, et quelle est son utilité?

Et comme la science consiste surtout à saisir des analogies entre nos différentes fontaines, ces messieurs s'en donnent à cœur joie et en trouvent de plus en

---

(*) James prétend le contraire, et le gaz azote la rendrait légère. M. Marchant attribuait à ce gaz la pesenteur que cause parfois celle de la Raillère, et le besoin qu'on a d'aller à Mauhourat pour la rendre digestive et la faire passer... et puis concluez.

plus intéressantes; ainsi les eaux de *Gazost* avec 0 gr. 0396 de sulfure, et Labassère avec 0 gr. 0464 de même ingrédient, agiraient en tout et pour tout à la manière des Eaux-Bonnes qui n'en contiennent que 214, 217 ou 219 (car chaque analyste a son chiffre); mais si parfaitement que les praticiens peuvent les prescrire indifféremment, et qu'il n'est point de bronchite chronique, d'affection du larynx etc. qui résistent à l'action de ces fontaines fraîchement prônées. Et comme l'eau de Gazost, en les touchant à peine, modifie la surface des plaies des habitants de la vallée où elle surgit, on en a vite conclu qu'elle devait nécessairement convenir dans les phthisies, les tubercules ramollis, les ulcérations caverneuses des poumons; et les praticiens de se tenir pour convaincus et d'avoir foi dans des inductions aussi concluantes.

A l'action du sulfure se rattacherait conséquemment la spécialité qu'on attribue à la Raillère et à la Vieille de Bonnes; mais ces deux ingrédients n'en seraient point exclusivement pourvus. Il est, en effet, d'autres eaux possédant des propriétés identiques, quoique différemment composées, telles Ems, le Mont d'Or où sont traitées et guéries, assure-t-on, des phthisies et des laringytes, aussi bien qu'à Cauterets et aux Eaux-Bonnes, et l'acide carbonique et ses combinaisons d'agir dans ces sources à l'instar du gaz azote et du sulfure.

Ce qui arrive à Bourbonne et à Baréges dans des affections ressemblantes : les blessures, les caries, les retrécissements musculaires etc., porte encore à des réflexions peu favorables aux analyses chimiques. Ces eaux d'une grande énergie ne produisent-elles pas avec leurs sels muriatiques des résultats aussi remarquables que Baréges? Bien plus : ne sait-on pas qu'à *Louëche*, source peu minéralisée, qui ne contient ni sulfure, ni sels muriatiques, mais uniquement une toute petite portion de sulfate de chaux, de magnésie et de potasse, il s'y produit des effets d'excitation qu'on n'obtient que rarement ou jamais de l'emploi le plus soutenu des eaux actives de Baréges, Cauterets ou Luchon? Qui n'a, du reste, entendu parler de la Poussée? Ces facultés singulières et bienfaisantes, ces eaux les possèdent, et un chacun de nous les tient pour très-certaines. Mais l'explication échappe et les chimistes ne peuvent en donner de raison plausible... Demandons-leur encore, en finissant, d'où vient que l'acide carbonique des eaux d'*Ems* atteint les maladies de poitrine et celles des voies urinaires avec une égale facilité, et qu'à Vichi, cet ingrédient n'a d'action que dans les maladies de cette dernière espèce, et que nul enrhumé n'y a jamais guéri?

De ce désaccord entre l'action thérapeutique des eaux les plus ressemblantes, et les vertus identiques des sources les plus opposées, il est aisé de conclure que leurs propriétés, quelles qu'elles soient ne se rattachent jamais exclusivement à un seul de leur composants, quelle qu'en soit la proportion et l'énergie, et que c'est à l'exiguïté de chacun d'eux et à leur union intime qu'il est naturel de rapporter leur puissante activité, et cette suavité qui fait qu'elles sont tolérées par nos organes à des degrés où l'eau ordinaire nuit toujours.

Mais ce à quoi on ne réfléchit pas non plus ou dont on répugne à faire l'aveu, c'est que de leur facile altération, de la manière de les aménager et du mode varié de les utiliser, résultent des changements si considérables que, si l'on n'en tient compte au moment de leur emploi, l'analyse la mieux faite ne peut servir de guide : chaque jour, à chaque instant, pour chaque infirme, une analyse nouvelle serait nécessaire. Eût-on, en effet, des sources à leur bouillon, une connaissance parfaite de leur chaleur et de leurs principes, peut-on calculer leurs pertes instantanées, successives, survenues dans leur premier contact avec l'atmosphère, dans les réservoirs, au bain, etc.? de combien alors l'agrégat minéral diminue-t-il? Est-ce d'un quart, d'un cinquième? Et si vous l'ignorez, si vous n'avez pas la faculté de comparer dans le moment mathématique, à quoi vous sert une analyse toujours sous le rapport thérapeutique?

Cette appréciation est chose rigoureuse ou l'on agit au hasard, s'il est impossible de juger de l'énergie d'une source dans le moment précis où elle porte son impression sur l'économie malade. Qu'importe, dit Anglada, à l'*emploi médicinal* des eaux de Baréges, que l'on sache qu'elle sort de terre avec une chaleur de 36°, s'il faut pour l'utiliser la laisser refroidir? Qu'elle tient telle quantité de principe sulfureux, si, durant le refroidissement préliminaire, une partie importante de ces ingrédients a disparu? Vos flotteurs et vos gazomètres ne remédieront pas a ces inconvénients. Ce que les eaux conserveront de principes à l'aide de ces procédés, elles les perdront dans les conduits, dans l'instant où on les puise, dans le bain lui-même.

De ces considérations il résulte évidemment que les effets de nos eaux ne sont jamais dus à une combinaison telle que les analyses nous la donnent, et que le praticien ne peut se guider d'après elles. Au demeurant, nous verrons plus loin que pour rendre nos eaux bienfaisantes, on doit forcément leur faire subir des altérations qui font jeter les hauts cris à nos réformateurs, quoiqu'ils sachent très bien que, pour tout emploi facile et profitable, l'énergie d'un très-grand nombre d'entre elles doit être réduite et modifiée; et que les effets bons ou mauvais des bains que l'on conseille, dépendent de leur degré de chaleur, de leur durée et bien souvent des substances qu'on leur associe. Mais ce besoin fréquent de nouvelles combinaisons n'est-il pas une preuve accablante du peu d'utilité des analyses, et toujours un bien réel pour les malades? On peut donc dire que rien de certain pour la thérapeutique, ne peut être déduit de semblables opérations, et qu'il est très-vrai qu'une analyse n'a plus rien d'essentiel à nous révéler quand elle nous a appris qu'une eau ne contient rien de nuisible, et qu'en déterminant le nombre et la nature de ses principes, elle a fait tout ce qu'on peut attendre d'elle.

On attacherait bien moins d'importance à la connaissance précise des principes contenus dans les eaux, si l'on s'arrêtait davantage à l'idée que, pour les appliquer avec fruit, on a à considérer surtout et toujours la quantité du liquide, sa température et la méthode de son emploi ; que tenir un compte exact de la variété de ses effets, selon l'énergie, l'âge et l'état morbide des individus qui en font usage, est chose indispensable. Oui, qu'on le tienne pour très-certain : les guérisons obtenues par nos Thermales sont dues à la justesse des méthodes qu'on a suivies et que doit constamment dominer l'intelligence du médecin. Elles seules, en effet, constituent la base du traitement ; les eaux n'en sont que le moyen accessoire. Mais y songe-t-on, seulement ? Aussi, cette négligence rend-elle nulle ou dangereuse cette foule d'écrits sur les eaux minérales, où le médecin ne saurait puiser l'instruction convenable et dont le but unique, dirait-on, serait d'attirer en différents lieux l'attention des praticiens et d'un vulgaire crédule. Allez à St-Sauveur, si vous êtes nerveux, disent leurs auteurs au public ; à Bonnes ou à Cauterets, si votre poitrine est fêlée et regorge de sang ; à Luchon, si une dartre vous ronge ; à Baréges, si une contracture ou une plaie hideuse tourmentent votre existence. Et, n'expliquant aucun accessoire, ils ne paraissent pas soupçonner le moins du monde la valeur qu'acquiert un médicament, quel qu'il soit, dans les mains d'un médecin entendu et capable. On doit en être convaincu : l'action des eaux ne réside pas en elles-mêmes, mais, et principalement, dans l'artifice et les combinaisons de leur emploi. Et n'est-il pas également avéré que tout, jusques aux appareils et le plus ou moins de perfection des établissements où on administre les eaux, contribue à leur efficacité? On devrait donc les voir de près et en connaître la distribution, puisque c'est dans leur construction bien entendue qu'est fondée bien des fois la différence des résultats, et non dans la quantité variable des substances que les eaux contiennent. Les exemples en sont journaliers et nombreux.

Madame P..., de Tarbes, atteinte d'un rhumatisme à la nuque et aux deux genoux, se trouvait très-bien, quant aux douleurs, des bains et de la douche des Espagnols; mais, après chaque séance, elle était prise d'éblouissements si forts qu'elle en était effrayée. Persuadé que ce n'était là qu'un effet de la vapeur de l'eau et de l'exiguïté du cabinet à douche, j'envoyai cette dame à la piscine du Bois, et ces accidents ne se renouvelèrent plus.

Mais rien peut-être ne doit plus ramener les gens et les malades eux-mêmes des préventions dont ils sont imbus à ce sujet, que les résultats remarquables que de légères modifications dans le traitement par les eaux minérales, apportent chez les malades soumis depuis des jours à leur usage, et péniblement éprouvés par elles. Un verre d'eau de plus ou de moins que la quantité déjà prescrite, bue à domicile plutôt qu'à la source; quelques gouttes de sirop ou de lait ajoutées à celles que l'on prend pures; un demi-bain substitué à un entier; un pédiluve de six minutes au lieu d'un de dix à douze qui avait été prescrit; une douche ascendante ajoutée à d'autres prescriptions d'ailleurs rationnelles ne suffisent-ils pas, pour dégager souvent une poitrine oppressée et souffrante; mettre fin à des douleurs de tête vives, à une chaleur importune, à une insomnie fatigante, à des mouvements de cœur désordonnés, et à rendre de facile digestion une eau lourde ou trop active? Oui la même eau ainsi modifiée a suffi pour faire cesser des inquiétudes et ranimer la confiance des malades.

Ces particularités, toutes les eaux sulfureuses les

produisent une fois ou autre, ou les font cesser et disparaître, quand la prescription en est sagement faite, et que l'état dynamique des malades et les complications de leurs maux sont convenablement appréciés. Mais peut-on, en cas pareil, déterminer sur quels des principes constitutifs d'une eau minérale a porté l'altération que la source a subie, et dire auxquels, de ceux qu'elle conserve, est dû le soulagement qui est advenu? Qu'on veuille bien le remarquer : il ne s'agit pas, ici, d'une eau meilleure substituée à une autre ; mais de la même eau qu'il a suffi de modifier pour la rendre efficace à maints individus ayant chacun un mal particulier, à siége différent et produit par des causes point les mêmes non plus.

Ces modifications, qu'on le sache bien, sont à nos eaux chose très-fréquente, ainsi que la médication à laquelle on a le plus souvent recours. Nos Thermales doivent être tourmentées et subir, dans leur application, des changements aussi nombreuxqu'il y a des malades différemment organisés, d'une susceptibilité plus ou moins capricieuse, et affligés de maux de nature et d'intensité diverses; et l'on doit s'occuper, en un mot, autant du malade que de la maladie. Que déduire, alors, des préceptes de nos réformateurs qui constamment vous disent : buvez l'eau minérale à sa sortie du sol, afin de conserver intacts ses gaz et sa chaleur; faites de l'exercice si vous ne voulez point en être fatigués. Or quels sont les établissements où les lieux d'emploi ne soient plus ou moins éloignés du point où les sources surgissent, et combien de malades chez qui le repos ou un bain ne favorisent beaucoup mieux la digestion de l'eau que l'exercice? Entendez-les encore répéter : prenez-les pures, si mieux vous n'aimez les couper avec du lait, de la décoction de plantes amères, les mêler à du vin et les boire aux repas (le choix, comme vous voyez, est laissé à la disposition des malades), et tant d'autres beaux conseils qu'ils ne suivent que trop et qui rendent le plus souvent l'usage des eaux nul ou dangereux.

Ils ne sont ni plus judicieux ni plus vrais, lorsque, après avoir recommandé ces amalgames singuliers et fait savoir qu'on utilise nos Thermales en bains, en boisson, douche, vapeur et injection, ils se recrient fortement contre l'usage et la nécessité où l'on est souvent d'employer conjointement avec les eaux, des médicaments propres à en seconder les effets : manière d'agir pourtant, chaque jour sanctionnée par l'expérience; et cela sur le futile prétexte que ces malades ont déjà vainement épuisé toutes les ressources de la pharmacie, abus qui a pu les affaiblir tout autant que le mal lui-même. Ils conseillent de laisser les eaux agir seules (comme si les malades n'y venaient que pour servir de sujet d'expérimentation), promettant des succès meilleurs et plus complets ; faisant ainsi semblant d'ignorer le bien réel que produit l'usage des spécifiques et les remèdes résolutifs dans les indurations des viscères, les engorgements mésentériques, de même que le bon effet déterminé par des liniments de toute sorte, dans les douleurs rhumatismales articulaires, vainement employés jusques à ce moment, et dont le concours active la guérison et abrége la durée du traitement hydrologique. Que de faits qui viennent à l'appui! En voici un tout récent : M. le baron de D. atteint de cardialgie et de douleur avec gonflement à la plante et sous les orteils du pied droit, s'est parfaitement trouvé de l'eau de Mauhourat, coupée avec du sirop de gomme, alors que pure comme celle de la Reine à Luchon, il ne pouvait la digérer et qu'il en était vivement incommodé... La douche du *Bois* seule augmentait la douleur du pied. Par des frictions, avec de l'huile camphrée et de l'ammoniaque, les douleurs cessèrent, et la résolution advint très-promptement.

A ces réflexions se rattache encore ce qu'ils nous disent du danger des déplétions sanguines et de l'usage des purgatifs très-employés, il y a des années, et maintenant repoussés et redoutés comme n'étant jamais indiqués et toujours nuisibles, alors qu'il n'y a de réellement nuisible que les préventions que des conseils aussi absolus inculquent dans l'esprit des malades, et qu'on a grand'peine à dissiper.

Mlle P***, 19 ans, souffrante de maux d'estomac, sans appétit, amaigrie et défaite, était soignée depuis un an avec des sangsues, de l'eau de fleur d'oranger et vingt sortes d'infusions anti-spasmodiques. Elle fut à St-Sauveur et ne ressentit de l'usage de ces bains aucun soulagement. A Cauterets, l'essai qu'elle fit de l'eau et des bains de la Raillère rendit son état pire et provoqua la fièvre. Consulté, je prescrivis la limonade cuite et une douche ascendante à Bruzaud. L'effet en fut prodigieux. Cinq jours après, un décigramme d'ipécacuanha amena plusieurs évacuations et l'expulsion de cinq vers lombrics d'une énorme dimension; elle prit ensuite de l'eau de Mauhourat qu'elle supporta très-bien, et des bains de Rieumiset qui lui rendirent l'appétit, les forces et sa fraîcheur première.

Que penser encore de ces opinions formelles, vraies hérésies médicales, où l'on vous dit sérieusement et avec une conviction arrêtée, fascinés que l'on est par des idées systématiques, qu'il est en tout point préférable de supporter un bain d'eau froide minérale, plutôt que de la réchauffer artificiellement (oubliant qu'à *Bonnes*, à *Barzun*, au *Petit-St-Sauveur*, etc., on ne l'emploie que réchauffée) et d'eau plus chaude qu'il ne faut, plutôt que de la laisser refroidir ou de la mitiger jusqu'au degré convenable; l'eau, différemment, devenant, assurent-ils, morte de vive qu'elle était, perdant ainsi de ses qualités naturelles, et l'effort médicateur ne pouvant jamais se réaliser, alors qu'une seule matinée passée dans un établissement thermal donne à ces idées saugrenues le plus formel démenti. Mais le coup est porté, et les malades qui se nourrissent de semblables lectures ne reviennent de leur erreur qu'après maints essais infructueux ou funestes.

Nous n'approuvons pas davantage tout ce qu'ils

publient sur l'importance du régime qu'ils prescrivent ou recommandent. Je conçois, certes, qu'on
aime à récréer ses loisirs quand on va chercher la
santé dans des contrées agrestes et sauvages, quand,
pourtant, un exercice modéré, un régime suivi avec
intelligence et des précautions que dictent certaines
circonstances, devraient suffire ; car à quoi bon
mettre toute sa sollicitude à procurer aux malades
des délassements bruyants, des émotions diverses et
des joies sensuelles dont ils n'ont que trop joui et
abusé ? On dirait vraiment, en voyant les regrets que
ces messieurs expriment, que ce n'est point pour
guérir qu'on vient aux eaux, mais pour y mener une
vie dissipée, n'y rêver que des fêtes brillantes et y
entreprendre des excursions fatigantes et lointaines...
Si vos habitudes des villes sont vicieuses, si elles ne
contribuent que trop au développement et à l'entretien de vos souffrances, si, par elles, le système nerveux est dans une situation forcée, si les dérangements de l'innervation en sont là complication la plus
fâcheuse, ne pouvez-vous pas, durant le court séjour
que vous faites aux eaux, renoncer à ces délassements de société, à ces réunions de salon, et tâcher de
prévenir l'ennui par une vie calme et paisible, la
recherche des beaux sites où il est si agréable et si
doux de se rencontrer et de se consoler ; user des
promenades sans fatigue dans des sentiers ombragés
et bien tenus ; où, à défaut de conversations oiseuses
et sans intérêt, d'une atmosphère concentrée et mal-
saine, vous trouvez mille sujets de réflexions gra-
cieuses, sévères, etc., et toujours un air pur, vif et
balsamique ?

Dire encore que, après un certain temps, les eaux
sulfureuses ont produit tout ce qu'on pouvait attendre
de leur usage; qu'en les continuant, les malades ont
à en redouter une trop grande saturation, et qu'il faut
alors les suspendre pour les recommencer au bout de
quelques jours ; que l'effet en est parfois tardif, mais

que, l'excitation une fois tombée, le bien se fait sentir et a une plus grande durée : il y a du vrai dans
tout cela, mais de l'arbitraire aussi, et les baigneurs
doivent attribuer leur succès différé bien moins à la
circonstance d'un emploi trop prolongé qu'à des soins
peu convenables, à des écarts de régime, à des fatigues mal calculées avec leurs forces, et qu'un traitement plus régulier et plus méthodique préviendrait
quasi toujours.

Quant à la proposition toute philanthropique, der-
nièrement émise : qu'il y aurait un avantage immense
à pouvoir administrer les eaux minérales dans toutes
les saisons de l'année et aussi fructueusement avec
les neiges et les frimats qu'aux mois de juin et d'août,
nous l'approuvons en tout point, par la certitude où
nous sommes que leur action est toujours également
bienfaisante. En effet, les habitants de nos localités
ne se baignent que dans la saison de l'année la plus
rigoureuse ; c'est encore l'époque choisie par les mon-
tagnards des vallées voisines, et leurs maux en sont
également soulagés et guéris. Mais ces baigneurs sont
faits à cette température norwégienne ; ils ne fréquen-
tent que les sources les plus minéralisées et les plus
chaudes. Hors l'instant du repas et les quelques heures
de sommeil, ils vivent dans une atmosphère sulfureuse ; ils sont, en outre, bien vêtus... Mais quels
sont les établissements convenablement bâtis pour une
semblable destination, et qui fera les frais de telles
constructions ? On peut se le demander, quand on
voit le mauvais vouloir ou l'impossibilité qui arrête
les travaux indispensables et les plus nécessaires aux
localités les plus suivies.

On regrette, pour ceux qui se prêtent à des vues
pareilles, que des sommes considérables aient été dé-
pensées sans discernement et pour des dehors inutiles
et sans goût : tel, l'établissement des Espagnols, à
Cauterets, où l'on eût pu disposer des chambres com-
modes et d'autres compartiments, et profiter de la

chaleur des eaux pour les réchauffer convenablement
et sans frais ; car Cauterets est toujours accessible.
Parfois, en hiver, il est vrai, des avalanches en en-
combrent la route, mais le déblaiement en est facile
et promptement effectué... Le but dont nous parlons
eût été surtout atteint si, au lieu de bâtir le Vieux-
César, on eût fait descendre les deux fontaines abritées
dans cette élégante bonbonnière, et construit, à côté
des Espagnols ou joint à cet établissement, quelque
chose de réellement monumental; si, en un mot, on
y avait réuni l'agréable à l'utile. Que de fatigues,
d'argent, de dangers et de frais d'entretien évités aux
malades et à la vallée, qui seule, hélas ! en paie la
folle-enchère !

Ces préceptes, dont nous venons de signaler l'exagération et le peu de justesse, doivent être tenus pour
suspects et inexacts; on les a admis, paraît-il, sans
examen suffisant et reçus, peut-on dire, de confiance. On doit aussi conclure de toutes les réflexions
qui les précèdent que nos eaux n'agissent principalement que par la manière plus ou moins habile de
les administrer et d'en faire l'application dans des
maux sérieux, compliqués et greffés sur des individualités apathiques, exaltées, capricieuses ou tout
autres. Mais abordons la partie la plus essentielle du
sujet qui nous occupe et qui est encore aussi différemment interprétée que mal comprise.

L'action des eaux, si remarquable pour ceux qui
en ont fait une étude spéciale, et qui ne doit être
pour personne un objet de doute ni de controverse,
à quoi l'attribuer et d'où la faire dépendre ? La valeur en est positive et point due à des changements
de climat, à des délassements agréables, à un air
meilleur que celui où l'on vit et qu'on respire, et qui
en est différent, quoique ces circonstances soient loin
d'être sans influence.

Comme toutes choses ici-bas, les eaux minérales
ont subi autant d'interprétations diverses qu'il y a eu
d'opinions variées en médecine. Se fondant sur l'observation la plus ordinaire, nos pères reconnurent
aux unes des vertus purgatives ; aux autres, la propriété de fondre, d'inciser ; au plus grand nombre,
celle de porter aux urines, à la transpiration ; à quelques autres encore, celle d'agir comme pectorales ;
enfin, ils complétèrent leur omnipotence médicatrice
en les considérant comme astringentes, toniques,
douces et vulnéraires : façon de voir basée sur des
faits, et qui n'est défectueuse qu'en ce qu'elle géné-
ralise trop amplement. Car quoi de plus naturel que
d'attribuer, au simple aperçu du phénomène, une
vertu vulnéraire à la source qui guérit une plaie ;
de la prôner comme diurétique, pectorale, emména-
gogue, lorsque, par son usage, des règles supprimées
ont reparu, des toux ont cessé, une ascite a été dé-
truite par des urines abondantes? Une source n'est-
elle pas tonique si, par elle, vous devenez agile et fort?
adoucissante aussi, si, par elle, la peau devient onctueuse et souple, au lieu de rude et sèche qu'elle
était ? enfin, sédative et anti-spasmodique, si, par
son emploi, de vives douleurs cessent, des maux
convulsifs n'ont plus lieu ? Ce langage est vulgaire,
sans doute; mais, avec les malades, il faut nécessairement s'en servir ; on ne pourrait sans inconvénient
s'exprimer avec eux d'une tout autre manière.

Toutefois, il parut étrange que la même source
possédât des vertus si opposées. A cette époque, les
analyses étaient ignorées; mais si des résultats pareils
étaient journellement et fréquemment obtenus, si les
forces revenaient aux uns et le calme aux autres,
comment ne pas le reconnaître, si surtout l'état morbide, dans ces deux modifications, avait été bien
déterminé, et les sensations parfaitement rendues ?
Pourrait-on même les contester aujourd'hui ? Ainsi,
disais-je, il y a des années, un homme a des dartres,

l'ardeur et le prurit le fatiguent, aucune autre indication ne se présente : on l'envoie à Luchon, à notre Pause ; tous les symptômes s'aggravent ; il va au Pré, à César, résultat pire. Que conclure de l'action de ces eaux ? N'est-ce pas qu'elles ont irrité ? Le malade vient à la Raillère, son mal diminue et guérit. Certes, si les vertus toniques de l'eau de la Raillère sont établies par d'autres faits, tous ceux qui ressembleront à ce dernier attesteront qu'elle est moins irritante que Luchon, Pause et le Pré. Et ne voit-on pas, chaque jour, Rieumiset et d'autres sources dégénérées guérir des dartres et autres affections que ces eaux actives avaient exaspérées?... J'étais faible, vous dira ce jeune homme énervé ; le moindre exercice me fatiguait ; je n'avais nul appétit ; le moindre aliment me causait du dégoût ; ma maigreur était extrême, et je pensais à peine. La Raillère m'a rendu l'appétit, l'embonpoint et les forces ; tous les accidents ont disparu ; je promène, mange et travaille, et le fais avec aise et plaisir.

J'éprouvais de vives douleurs aux extrémités, vous raconte cette fille frêle et desséchée. Je souffrais des entrailles et ressentais tour à tour la faim canine ou un dégoût absolu. L'odeur du musc, du café, ou une contrariété quelconque me causaient le hoquet, du tremblement ou des convulsions ; nul remède ne m'avait soulagée ; les bains de la Raillère m'ont guérie. Pourrait-on, dans ces deux cas, ne pas admettre la vertu tonique et sédative de cette fontaine? Sans doute, ce simple énoncé ne suffit pas au médecin ; pour lui, le comment de ces deux guérisons différentes doit être saisi et expliqué ; mais l'habitude maintient ces sortes d'interprétations, et elles pourraient bien ne pas cesser de sitôt, malgré les bons fondements assurés à l'étiologie et les hypothèses chimiques. Mais la chimie fait-elle autrement que l'empirisme qui, en signalant nos eaux comme purgatives, fortifiantes, n'exprime du moins qu'un fait pratique incontestable?

Est-on plus rationnel, en effet, lorsqu'on assure que les eaux d'*Uriage*, par exemple, purgent promptement et beaucoup à cause de leur action dérivative et directe sur le tube intestinal ; qu'elles guérissent de même les affections strumeuses, les vieilles siphilis, et produisent des effets sédatifs du système nerveux, par suite de leur action *tonique* exercée sur l'économie entière ? Vertus bien opposées les unes aux autres, comme l'on voit, dans une eau qui contient à peine quelques vestiges d'iode, de sels à base de chaux et de soude, et qu'on n'emploie le plus habituellement que sous forme balnéaire. Mais admettons tous ces faits comme exacts. L'induction, on en conviendra, est au moins étrange et très-hypothétique.

D'autres, et plus particulièrement les auteurs dont nous combattons la manière de voir, prétendent que les propriétés et les applications thérapeutiques des eaux sulfureuses ne peuvent ressortir que de la détermination analytique des effets propres à chacun des agents de la médication thermale sulfureuse. Ils donnent, à ce sujet, du jeu différent et des réactions diverses que la plupart d'entre eux subissent, une explication si positive qu'on serait tenté d'accorder parfois à ces substances comme une sorte de discernement. Mais nul n'en a parlé dans ce sens avec autant de raffinement, plus d'apparente conviction et une plus grande érudition etc., que l'auteur du Mémoire couronné par la Société Toulousaine; on voit bien vite tout le plaisir que dut en éprouver M. Filhol en le parcourant; ce dut être à en bondir de joie ! M. Astrié y parle pourtant chimie (ce qui m'a été reproché), n'y parle même que cela ou y fait tout rapporter; mais il en parle dans le sens du progrès, tout-à-fait dans ses idées, à lui M. Filhol, alors que je ne m'attache qu'à en faire voir le vague et l'incertitude en donnant des raisons que je crois péremptoires. Car, si, dans ce que j'en exprime, tout en moi témoigne d'une mince confiance dans les révélations que cette science nous

fournit, ce n'est point pour la dénigrer : une si belle
destinée lui est réservée sur d'autres points! mais je
la crois impropre à donner, du problème qui nous
occupe, la solution que nous cherchons. L'interprétation facile, mais hypothétique et arbitraire qu'elle en
donne, me paraît éminemment propre et de nature à
induire en erreur les malades et ceux qui les dirigent,
et à tromper leur espérance. Pourquoi, en effet, des
sources de même espèce (d'après les analyses) contenant des sels pareils, des principes gazeux de même
nature aussi, et autres ingrédients semblables, ne se-
raient-elles pas considérées par les praticiens comme
douées de vertus identiques, ayant une même manière
d'agir; et ceux-ci, par suite de ces analogies et rapprochement, de diriger leurs malades sur toutes les
stations thermales indistinctement? En quoi, pour ces
prévenus, les Eaux-Bonnes et la Raillère diffèrent-
elles de Gazost et de l'eau de Labassère?

Partant de ces données, et après nous avoir dit que
les eaux minérales, composées comme la nature nous
les présente, ne peuvent manquer d'avoir une efficacité incontestable, puisque, dès long-temps, l'eau, le
soufre et ses succédanés, etc. ont été reconnus pour
utiles dans la plupart des maladies heureusement combattues par nos eaux, ils énumèrent successivement
ces principes, et assignent à chacun d'eux le rôle qu'il
exerce dans l'action thérapeutique de nos minéro-
thermales. Et comme tous les effets possibles peuvent
être produits par l'eau chauffée à des degrés différents
et que, vrai Prothée médical, elle devient ainsi un
moyen tonique ou un excitant des plus énergiques, ou
un remède tempérant des plus doux et des plus onc-
tueux, ces messieurs sont loin de l'oublier, et, dans
leurs appréciations, ils mettent l'eau en première ligne,
si bien qu'ils vont jusqu'à dire assez ingénument que,
sans elle et sa thermalité, nous n'aurions pas d'eau
minérales. Nous tairons, néanmoins et à dessein, les
nuances diverses que le calorique leur communique,

ces notions étant généralement connues. Ces messieurs devraient se le rappeler et nous faire grâce, à ce sujet, de leurs appréciations savantes et de leurs longs commentaires.

Une de leurs prétentions, entre autres, est de vouloir que s'il est des maladies de nature différente curables par des eaux thermales d'une constitution chimique semblable, et que s'il en est de fort nombreuses aussi traitées avec un égal succès par des eaux minérales très-différentes, ces maladies sont de celles dont on peut toujours amener la guérison par l'emploi bien entendu de l'eau seule et du calorique; mais, s'il en est ainsi, à quoi bon recourir à nos établissements et ne pas plonger les malades dans l'eau de rivière le plus à sa portée ou dans la première mare venue? Qui donc ici rend les principes de nos eaux inertes et paralyse leur action propre? On conçoit que l'eau de St-Sauveur, une source dégénérée même, puisse acquérir une grande énergie par un surcroît de température, et qu'à Baréges l'effet opposé ait pu survenir; mais je conteste que l'eau pure ordinaire, quelle que soit la chaleur qu'on lui ôte ou celle qu'on lui communique, produise des effets pareils à ceux d'une source minérale. Ceux qui le prétendent oublient donc que des milliers de malades, long-temps et inutilement soumis à l'usage des bains d'eau naturelle, ont obtenu un prompt soulagement de ceux d'Ussat, de Rieumiset ou de Salut, et un bien complet des bains de Pause, de César ou de Baréges? Sur quoi, d'ailleurs, se fonde-t-on pour ne pas admettre alors la part d'action et le concours que l'agrégat minéral ajoute à la propriété spéciale d'une température élevée ou bas réduite? Je ne le comprends ni ne le devine. Que devient, en effet, dans ce cas particulier l'action habituellement si énergique des sulfures, des carbonates? Y a-t-il des dispositions individuelles encore inconnues qui annihilent leur action, ou, complaisamment, ces ingrédients font-il alors les endormis?

Ce que ces auteurs disent de l'eau, ils cherchent à l'établir de même pour tous les éléments minéralisateurs de nos sulfureuses, jugeant infiniment utile d'étudier l'influence qu'exerce sur l'économie animale chacun de leurs composants, afin de pouvoir déduire de cette appréciation, l'action du véhicule lui-même. Et cependant ils n'ignorent point que les propriétés des corps changent avec les combinaisons qu'ils subissent; que c'est même une notion vulgaire en chimie que ces corps, agissant sur l'économie, mêlés, combinés tels que la nature les a réunis, perdent de leurs propriétés premières, et provoquent une action médicatrice différente de celle que chacun possédait dans son état distinct et isolé. Ils le savent et le confessent; mais si l'on attribuait, vous font-ils observer, à cette doctrine un sens aussi exagéré, on fermerait bénévolement la voie la plus utile à l'induction rationnelle. Nous pensons bien différemment, et nous croyons qu'en s'en écartant et n'y ayant point égard, on ouvre une voie large et certaine à toutes sortes de conjectures; et comme pour s'autoriser d'un grand exemple : voyez, nous disent-ils, ce qui est advenu du quinquina, de l'opium, de la noix vomique et de bien d'autres... Nous convenons que, par des efforts louables, la chimie en isolant les principes actifs de ces médicaments, but unique de toute analyse quelconque, a rendu quelque service non pas à la thérapeutique, puisque la valeur de ces principes n'en a point été augmentée, que l'emploi en est parfois scabreux et peu satisfaisant, mais aux malades pour qui ses substances brutes étaient un objet de dégoût et de répugnance.

Une analyse, en effet, ne devient utile que lorsqu'on peut employer séparément chacun des principes reconnus, et remplir, par cette simplification, avec un égal succès, ou mieux encore, une indication précise et déterminée. Mais n'avalez de nos eaux que les gaz qu'elles contiennent, et ce remède bien-

faisant deviendra un poison. Les sulfures eux-mêmes,
pris à l'intérieur même à des doses infimes, ne sont-
ils pas des toxiques dangereux? N'y laissez que de
la gélatine et vous en ferez une eau nauséabonde.
Tant il est vrai que nos eaux ne seraient pas elles-
mêmes sans la réunion de toutes ces subtances... Au
demeurant, que les chimistes fassent pour nos eaux,
ce qu'ils ont fait pour le quinquina : qu'ils y décou-
vrent le principe *majeur* et en isolent la quintestence
pour parler le langage de Paracelse, et les malades
pourront peut-être renoncer à des déplacements coû-
teux, fatigants et pis encore... Que s'il en est autrement, qu'ils laissent à une observation attentive et à
l'expérience le soin de déterminer les rapports qui
existent entre nos sources, les malades et leurs maux
nombreux, et qu'ils restent persuadés que la puissance
curative des eaux est et sera toujours subordonnée
avant tout à la justesse de leur application.

Mais ce travail d'analyse auquel nous engageons
messieurs les chimistes à se livrer, pourrait-il se faire
avec quelque avantage? Les proportions exiguës des
éléments minéralisateurs de nos fontaines ne les
rendraient-elles pas impossibles ou tout au moins
insignifiantes? Ressemblants dans leur composition
et ne variant que par leur quantité (toujours d'après
les analyses, car, pour ce qui est de leurs effets, nous
savons à quoi nous en tenir), ces principes sont dans
toutes en très-minime proportion. Orfila en fut d'autant
plus surpris, qu'il avait éprouvé sur lui-même leur
puissante énergie. Dans peu de jours, en effet, les
eaux de la Raillère et Mauhourat guérirent la laryn-
gite dont il était atteint, et le remirent de cet état
piètre et misérable où le choléra l'avait réduit. Ne
sait-on pas, du reste, qu'à l'exception de quelques-
uns, la plupart des autres ingrédients des eaux y
sont plutôt supposés que réels, et qu'ils n'y existent
que comme quelque chose d'aérien, d'imaginaire,
sous forme de vestige, de traces; et que dans les plus

minéralisées des groupes les plus estimés, ils n'y sont contenus qu'à la dose de quelques milligrammes par litre. Or, quarante, cinquante litres d'eau étant la dose bue par les malades, durant le traitement thermal, et chaque litre d'eau contenant à peine, en dissolution, deux centigrammes de ces substances étrangères, on comprendra facilement que, désunies et agissant séparément, nos eaux seraient une médication sans valeur, et que leur vertu éminente ne peut émaner que de leur réunion intime avec de l'eau d'une température plus élevée ou moindre que celle du sang humain.

Ces messieurs continuent leur dissection et, méconnaissant ou ne tenant aucun compte des fonctions vitales, de la sensibilité, de l'irritabilité, de l'innervation, en un mot, et faisant en quelque sorte abstraction complète de l'organisme en action, de l'influence et de la coopération de l'action vitale, ils rattachent, à l'affinité, à la réaction moléculaire, l'action particulière des principes contenus dans nos eaux, et, substituant l'erreur à l'ignorance, ils assurent que, une fois absorbés et introduits dans nos organes, au lieu d'une stimulation exercée sur la surface gastrique en rapport avec l'intensité et le mode particulier de cette stimulation, les sulfures dont la réaction alcaline est très-forte, seraient instantanément décomposés par les acides du suc gastrique, de manière à produire la modification propre à faire cesser toute tendance maladive ou la maladie elle-même, et à rétablir nos humeurs dans leur constitution normale. Pour eux, en effet, les phénomènes chimiques qui s'opèrent dans nos organes sont tous soumis aux mêmes lois et conditions que ceux qui se passent journellement et sous leurs yeux, dans leurs laboratoires. Il leur arrive bien parfois de parler d'influence nerveuse, de dynamisme ; mais, en réalité, la vie et ses phénomènes, la maladie et ses modalités ne sont considérées par eux, que comme de pures réactions chimiques : prétention, je crois, que rien encore ne légitime ni ne rend vraisemblable. Est-il, en outre, parfaitement démontré que le suc gastrique, ce dissolvant universel des partisans de la fermentation, cette *eau forte animale* de Vanhélmont, soit un acide ? La chose, depuis Spalanzani jusques à MM. Sandras et Bouchardat, a été mille fois admise et contestée, et la question n'est pas encore élucidée. Et puis, si un acide existe en réalité, quel est-il ? serait-ce sur le chlorhydrique, l'acétique, le buttirique, le lactique, tour à tour admis et rejetés aussi, que les sulfures agiraient simultanément ? Et comment admettre, alors, que la réaction qu'ils déterminent, soit toujours identique ? Ou bien, cette dernière n'aurait-elle lieu que entre eux et la *pepsine*, la *chymosine*, la *diastase* ou la *gastrase*. On conçoit que dans des estomacs où le fluide digestif, ce dissolvant vital, change et varie non-seulement dans chaque espèce, mais dans chaque individu et suivant la nature des aliments, les réactions corpusculaires doivent être infinies et rarement appréciables, sinon toujours.

Des réactions de même nature s'effectueraient encore, disent nos *explicateurs*, sur d'autres points de notre économie, entre les sulfures et nos sucs animés et vivants, ou entre des substances étrangères, qui occupent parfois les mailles de nos tissus ou certains recoins de l'organisme, et c'est ainsi qu'agiraient le soufre et ses succédanés, qui ont toujours passé pour très-puissants à raviver une siphilis indolente et à détruire les effets fâcheux de la médication mercurielle.

Toutefois, ce ne serait point en les neutralisant que nos eaux empêcheraient ou provoqueraient momentanément la salivation dont sont quelquefois atteints les vérolés qui en font usage, mais bien parce que ces sels seraient maintenus en dissolution à la faveur des éléments de l'eau sulfureuse et plus facilement éliminés ensuite, contrairement à ce qui arrive dans le traitement ordinaire, où ils se fixent dans les tissus à l'état de composés insolubles, et dont la présence dans l'économie est une cause continuelle de graves désordres ; mais ces cas sont fortuits, entièrement exceptionnels, et les malades, atteints de siphilis constitutionnelle, guérissent le plus souvent à nos eaux, à petit bruit et par l'effet de leur action altérante. Pour mon compte et durant quarante années d'expériences suivies, je n'ai vu qu'un malheureux tailleur, de Bordeaux, chez lequel le ptyalisme survint en peu de jours et très abondamment ; il ne guérit qu'après avoir réduit le traitement thermal au mode balnéaire, en demi-bains, et en remplaçant la boisson minérale par une décoction de quinquina légèrement acidulée, des gargarismes et plusieurs purgations… Et puis, ne voyons-nous pas, tous les jours, à Baréges particulièrement, des corps étrangers ou des débris de nos organes, tout autrement cramponnés à nos tissus que les molécules mercurielles, être éliminés par le seul effet de la suractivité vitale ou des modifications survenues par l'emploi des bains et des douches, être éliminés, dis-je, des points de l'organisme où ils se sont comme incrustés, enchatonnés, et nous ne sachons pas qu'on ait encore dit que l'expulsion d'un *sequestre*, par exemple, et de la sanie ichoreuse qui en découle, soit l'effet d'aucun dissolvant connu.

Mais on y arrivera. Qui sait même si les chimistes du moment, les Miailhes, les Sandras, etc. ne sont point en travail d'une pareille découverte ? On peut du moins l'espérer ; car cette manière de concevoir l'action des eaux dans l'intoxication hydrargirique, sur laquelle M. Filhol revient à tout propos dans son livre, et qu'il envisage comme la plus heureuse des trouvailles, est imitée de ce qui survint, un jour, dans une de leurs expériences : ils versèrent, à dessein ou par hasard, une solution de bichlorure de mercure dans du sang défibriné (certes ce n'était plus du sang), et tout aussitôt, il s'y produisit un coagulum qui disparut au fur et à mesure qu'on y ajoutait du sulfure de sodium et mieux encore sous l'influence d'un hyposulfite ou d'un sulfite de soude, qualité merveilleuse qui lui vient de la faculté qu'il a de traverser le système circulatoire, pour y être brûlé; sel réducteur par excellence pourtant, et que la moindre exposition à l'air libre transforme instantanément en sulfate de soude. Or, quoi de plus vraisemblable que quelque chose d'analogue à ce qui est advenu dans la cornue de ces messieurs, ne se réalise de même dans les systèmes circulatoire et lymphatique. Existe-il une ressemblance plus fondée et mieux établie?

Enfin, viennent l'acide sulfhydrique, la silice le sel marin et les autres principes qui, quoique n'existant dans nos eaux qu'à l'état de vestige, agissent de leur côté et par leurs vertus propres. Mais l'acide sulfurique, le plus actif de tous, jouerait dans notre économie un rôle décousu et un peu fantasque : il paraîtrait, en effet, qu'une fois introduit dans l'estomac où il n'aurait que faire, puisqu'il n'y subit pas de modification, une portion revient sur ses pas sous forme de rots, et l'autre se faufilerait, après prompte absorbtion, à travers nos vaisseaux ou les mailles de nos tissus, de manière à ne s'arrêter qu'aux poumons, où, s'unissant à l'oxigène et entravant l'hématose, ferait perdre au sang sa vive coloration, et y causerait un semblant d'asphyxie, propriété des plus bienfaisantes, assure-t-on, dans les phthisies à leur début et autres irritations de poitrine. Ces messieurs, comme d'habitude, ne nous disent mot de ce que deviennent les associés de l'acide sulfhydrique et comment il se fait que, dans son trajet de l'estomac aux organes pulmonaires, il ne se produit aucun de ces effets remarquables.

Nous admettons, du reste, toutes les interprétations qu'ils nous donnent de la puissance curative du gaz sulfhydrique dans plusieurs affections morbides; inter-

prétations basées sur des expériences faites sur eux-
mêmes, sur les animaux vivants ou dans leurs laboratoires. Nous adhérons même à sa transformation dans
le sang en acide sulfurique etc. mais nous nions son
efficacité (quelle que soit de par ailleurs sa vertu hyposthénisante et sédative) dans les affections de poitrine, les toux nerveuses, les fluxions catarrhales etc., et
cela par la seule raison que la plupart des personnes
atteintes de telles maladies, si elles sont encore irri-
tables par tempérament, ne peuvent rester quelques
minutes durant, dans un cabinet de bains, à la douche, dans une étuve, sans suffoquer aussitôt, se sentir
la figure animée, et avoir la respiration pénible.

La silice contenue dans les eaux est encore peu connue, et son rôle, dans la thérapeutique, moins bien déterminé que les ingrédients dont nous venons de discourir. Anglada lui attribuait une partie de l'onctuosité dont sont douées certaines fontaines. C'était une
erreur, sans doute, car les eaux de Luchon qui en contiennent le plus, sont de toutes celles des Pyrénées les
plus acerbes. Aujourd'hui, c'est un de nos remèdes
le plus héroïque et fort préconisé contre les états
morbides provenant de l'abus du mercure; contre les
affections rhumatismales et arthritiques chroniques;
contre les phlegmasies du système osseux; contre les
ulcères scrofuleux et les tumeurs lymphatiques. Qu'en
pensez-vous? N'est-ce pas que l'iode et le foie de mo-
rue sont bien pâles à côté de la silice. On ne peut,
toutefois, s'inscrire en faux contre ses vertus, si on se
rappelle l'action décomposante qu'elle peut exercer
sur le sulfure alcalin, les expériences dont elle a été
l'objet en *Allemagne*, et les tableaux parfaitement bien
faits où ses cures sont inscrites.

Long-temps aussi, à la matière organique fut atttibué
l'onctuosité de nos fontaines. On ne sait guère plus,
aujourd'hui, quel est son véritable rôle en thérapeutique. Toutefois, comme elle a quelque analogie avec
les substances albuminoïdes, on suppose qu'elle par-

ticipe à l'effet réparateur que produisent les eaux, et
ajoute quelque chose de plus aux propriétés béchiques
de certains médicaments. On voit, après tout, que c'est
encore là un fort bon rôle, que nos buveurs doivent
constamment se rappeler, pour ne pas dépasser les
bornes de la tempérance et modifier leur régime.

Nous ne dirons rien du sel marin qu'on sait être
un des meilleurs adjuvants du soufre dans les affections strumeuses et scrofulo-dartreuses : particularité
qui a fait penser sans doute que, se trouvant en assez
forte proportion dans les eaux de Bonnes, il n'était
pas étranger à leurs vertus dans les maladies tuberculeuses de la poitrine. Nous ne dirons rien, non plus,
des gaz azote et carbonique que certaines de nos
sources projettent dans l'atmosphère, sinon qu'elles
en conservent assez pour agir comme stupéfiant des
bronches ou comme énervant des forces digestives.

Mais il est une substance, l'alumine, dont les eaux
du groupe pyrénéen sont plus fournies que la plupart
des autres, et qui lui doivent leurs bons effets dans le
traitement des leucorrhées, des catarrhes laryngés,
des bléphorites, des hémorrhagies passives, des diarrhées chroniques ; et ces notables et précieuses propriétés dépendraient de quelques dix millièmes de
gramme de cette substance que l'on envoie ainsi à leur
adresse et toujours sans que les autres éléments des
eaux y prennent une part quelconque, et que nous
sachions ce qu'ils deviennent ; pas davantage que le
rôle inconnu qu'ils jouent les uns les autres dans les
circonstances multipliées où nos Thermales sont généralement prescrites.

Cette manière de faire, on en conviendra, est une
vraie dissection du chimisme, s'il en fut jamais. Mais,
comme tout en est arbitraire et d'une application
clinique impossible, nos adversaires se hâtent de
grouper toutes ces influences qu'ils ont si minutieu-
sement analysées afin d'apprécier les effets de l'ensemble, et de pouvoir en déduire les indications et les

contre-indications. Nous les suivrons dans ce nouvel examen, après avoir exposé une troisième manière de concevoir l'action des eaux, qui a son mérite aussi et des partisans nombreux : elle est exclusive et absolue, et de quelques années antérieure à la chimie corpusculaire, ambitieuse, qui a la prétention de vouloir dominer, en reine, toutes les parties de la science et de l'art.

Son auteur, M. Léon Marchant, ne l'avait d'abord envisagée que comme provisoire et un moyen de sortir de la routine où croupissaient les plus habiles, sauf à ne l'adopter et à ne la conserver que jusques au moment où elle pourrait être remplacée par une meilleure ou une quelconque qui aurait une portée d'interprétation plus étendue. Elle ne serait ainsi qu'une extension de la formule proposée par Bordeu ; mais Bordeu ne fit que l'exprimer. M. Marchant l'explique, et il va même si loin qu'il la considère comme un critérium auquel se rapporteraient tous les cas de traitement par les eaux minérales. A ce sujet, nous paraît-il, il commettrait une hérésie médicale. Pour M. Marchant, en effet, cette action proviendrait de l'absorption des ingrédients des eaux ; et comme ils sont, de leur nature, inassimilables, il advient que, circulant avec le sang et nos humeurs jusques aux derniers recoins de l'organisme, ces gaz et ces sels déterminent partout le désordre et l'agitation, sauf les affections spéciales dépendantes d'un état purement dynamique, irritatif ou désorganisateur. Dans ces derniers, tout se passe d'une manière régulière et sans trouble, l'accord et l'harmonie s'établissant entre eux et nos organes, comme si les effets prompts ou tardifs, mais durables, de nos eaux n'étaient pas constamment le résultat de leur impression propre et du retour de toutes les sympathies. D'ailleurs, la circonstance d'en être instantanément bien ou mal impressionnés s'accorde-t-elle avec les effets de l'absorption, toujours lents et embarrassés de leur nature ?

Il nous semble plus simple et tout-à-fait conforme
aux données physiologiques d'admettre que l'action
des eaux se borne à des titillations, à des impressions
particulières sur le système cutané et les voies digestives, et que de ces deux régions s'irradie l'influence
bienfaisante qui fait le sujet de nos réflexions. Qui ne
sait l'importance de ces deux systèmes, et que la
peau, comme le tube alimentaire, est le départ et
l'aboutissant d'un nombre prodigieux de maladies,
de même que celui des impressions qui les modifient
ou les déterminent?

Cette manière de comprendre l'action des eaux minérales sur laquelle M. Léon Marchant fonde l'excitation
curative, frise de bien près celle des chimistes pur-
sang ; mais elle en diffère en ce que, au lieu de
préciser les mouvements attractifs et répulsifs qui
s'opèrent entre les corpuscules organiques et les molécules minérales introduites dans l'économie animale
par l'emploi des eaux et *l'action élective*, ajoute-t-il,
lui les jette pêle-mêle, en bloc, dans le torrent circulatoire, et n'admet ni ne suppose entre eux aucune
réaction, ce qui ne paraît ni vraisemblable ni rationnel. Toujours est-il que, de la part de M. Marchant,
une telle supposition a lieu de surprendre ; car il fait
profession d'orthodoxie et dit quelque part, je crois,
qu'il faut plus que jamais mettre l'étude de l'hydro-
logie médicale en honneur, la maintenir sur la voie
de l'observation clinique, la seule qui puisse conduire
à la vérité thérapeutique que nous cherchons. Aidons-
nous donc de l'analyse chimique, mais n'y subordon-
nons pas nos recherches ; elle nous retarderait en
chemin, comme elle en a retardé bien d'autres.

Fesons remarquer, cependant, que le sens, pas
plus que le mot excitation, n'avait été ni méconnu ni
négligé avant la publication de ses recherches. Ainsi,
dans les changements physiologiques que la plupart
des sources minérales déterminent, leur action stimulante sur les tissus vivants n'est jamais passée ina-

perçue. Mais pourquoi s'assujettir ainsi à l'influence des mots, alors surtout qu'ils n'expriment point d'idées nouvelles. Or il n'est pas une seule expression, si importante qu'elle soit dans l'opinion de M. L. Marchant, dont nous ne nous soyons servi, et dans des vues semblables, dix années avant lui. Les exemples en fourmillent dans mes différents opuscules ; à la page 150 de celui de 1834, ne dis-je pas, en effet, à l'occasion d'une névralgie guérie par l'emploi combiné des opiacés et de l'eau de la Raillère, contre laquelle Pause et les vésicatoires avaient vicieusement agi : « La Raillère, plus amie des sensibilités ani-
» males, en portant de douces stimulations sur tous
» les points, à la façon des diffusibles, a détruit la
» condition qui avait rendu dangereux les révulsifs
» énergiques, et donné à l'estomac le ton que lui avait
» enlevé la douleur fixée à la face. De la sorte, l'o-
» pium a pu produire son effet accoutumé et provo-
» quer des sueurs : crise favorable de l'état nerveux. »

N'importe le mot dont on se servira (écris-je p 219) pour exprimer la manière d'agir de nos Thermales, on sera contraint de reconnaître leurs éminentes vertus pour exciter et donner lieu à des évacuations critiques, à des perturbations, soit à la peau, soit sur un point quelconque du système muqueux, selon la nature et le siége des maladies, tout autant, du moins, que les organes n'auront pas encore subi d'altération profonde et que les malades y aient eu recours avant d'avoir atteint ce degré de dépérissement qui rend sans valeur aucune les médications les mieux entendues comme les plus énergiques.

Cette explication une fois donnée, nous dirons comment ces messieurs comprennent l'action générale des divers groupes d'eaux sulfureuses déduites de ces données préliminaires. Ils suivent la même marche, c'est-à-dire qu'ils la départissent à leur fantaisie. Ainsi, ils accordent à quelques-unes des attributions qui ne sont pour elles, le plus souvent, que des cas fortuits ; et ils concèdent à d'autres des propriétés qu'elles partagent avec un très-grand nombre ; il serait trop long de les rapporter. Mais nous ferons remarquer que les eaux sulfuré-sodiques ne sauraient, comme on le prétend, activer la circulation artérielle, rendre le pouls fréquent et rebondi , sans exciter en même temps la circulation capillaire et les fonctions des organes parenchymateux , ou n'agir sur ces derniers directement sans que le pouls change de rythme et que la grande circulation n'en soit sensiblement influencée.

Aucune observation , non plus, ne porte à croire que les eaux sulfureuses dégénérées alcalines rendent plus facile la circulation capillaire, et favorisent la progression du sang dans les organes, mieux que les sulfuré-sodiques elles-mêmes, et que les troubles fonctionnels d'espèce irritative, sur les organes annexes du tube digestif, soient plutôt l'effet des sulfureuses adventives que de celles de toute autre nature. Ce sont là des effets propres à toutes les fontaines, et qui tiennent bien plus à des dispositions individuelles qu'à leurs qualités différentes. Tout cela doit être regardé comme peu exact et l'objet d'un doute formel, de même que la vertu anti-spasmodique des eaux d'*Enghein*, que M. Bouland assimile à celle de l'assa-fœtida, eaux froides et de nature calcaire, qui passent pour très-excitantes et où l'on ne traite guère que des sujets bouffis, étiolés, d'un sang appauvri et à tempérament très-lymphatique.

Mais, ce que nous reconnaissons pour vrai, et ce à quoi nous applaudissons, c'est que les eaux sulfureuses peuvent, par la combinaison variée des éléments minéraux, balnéaires et hygiéniques , par les modifications de dose et de forme que subit la formule hydro-minérale, réaliser des effets médicamenteux très-différents.

Toutefois, y a-t-il utilité positive à tant multiplier les modes d'action thérapeutique qui ressortent de toutes les influences dont la valeur et le rôle ont été appréciés jusqu'ici? En ce faisant, n'asservit-on pas la science à des mots au lieu d'en faire le tableau de la nature? Non. Ce qu'on ne peut obtenir pour les maladies où les transitions sont ordinairement douces et insaisissables (car qui peut déterminer où finit une névrose et où commence une phlegmasie), ne saurait de même être saisi pour les nuances diverses des effets médicamenteux des eaux, ni être tranché avec la précision dont on se jacte. Et vraiment, n'est-ce pas tout confondre que d'assimiler le mode tonique au mode stimulant, et de prétendre qu'entre ces derniers et les modes irritant et excitant, général ou spécial, il existe une différence caractéristique et réelle? le mode *hypercrénique dépurateur*, lui-même, est-il autre chose que le mode excitant révulsif? Les sueurs, les flux urinaires et hémorragiques, les hyper-sécrétions bronchiques qui s'y rattachent, sont-elles autre chose que le résultat d'une stimulation directe ou révulsive sur les organes où les phénomènes s'effec-tuent? Et les mots diurétiques, pectoraux, etc., n'ex-priment-ils pas aussi parfaitement, sinon mieux, ce mode d'action curative de nos Thermales?

Ce mode dépurateur de nos eaux, nos adversaires le font dépendre exclusivement de la nature des élé-ments chimiques ou de l'agrégat minéral, et la chaleur et l'eau y resteraient étrangères; mais la chaleur et l'eau ne leur servent-elles pas de véhicule et n'ont-elles pas devers elles assez d'action pour produire tous les autres, quand l'emploi en est convenablement fait? Pourquoi supposer que la chaleur et l'eau s'abstiennent d'agir en semblable circonstance? N'est-ce pas, au con-traire, le cas où jamais, nous paraît-il, de bien appré-cier l'ensemble, si l'on ne veut se tromper à dessein ou se livrer à des hypothèses gratuites? nous n'admet-tons donc de tous les effets médicamenteux que les chimistes attribuent aux eaux sulfureuses, que les suivants :

1° Le mode tonique.

2° Le mode sédatif ou tempérant.

3° L'action altérante ou résolutive.

4° L'excitation à divers degrés, douce, médiocre, brusque ou violemment perturbatrice.

1° Par une stimulation douce et insensible, le mode tonique sert à rétablir les mouvements fonctionnels de nos organes, et à régulariser la nutrition. Il rend aussi à la peau sa couleur, aux tissus leur énergie et leur fermeté première, au sang et aux humeurs leurs reconstitution normale, par l'effet d'une assimilation meilleure et plus complète.

2° Le mode sédatif et tempérant. Certaines de nos eaux sont, en effet, calmantes. Par elles, des douleurs vives, des convulsions, des crampes fatigantes et sujettes à récidive, sont quelquefois si promptement soulagées et guéries, qu'on ne saurait les rattacher qu'à un état d'exaltation de la sensibilité animale. Plusieurs fontaines : les deux St-Sauveur, Ferras à Luchon, l'Esquirette aux Eaux-Chaudes, jouissent de cette propriété. Mais il est des personnes si malheureusement organisées, chez lesquelles l'irritation dépasse toute limite et se montre si capricieuse, que les bains sulfureux les moins actifs fatiguent et suffoquent. Salut et Rieumiset sont alors préférables ou exclusivement utiles. J'ai vu *Rieumiset* guérir plusieurs de ces malades, les bien disposer à l'usage des douches, et rendre ces dernières salutaires. Onctueuse, sans sulfure, qu'un peu à l'état de sulfite, pouvant recevoir, sans subir d'altération, une chaleur communiquée, Rieumiset agit, dans ces cas, à la manière des bains tièdes, sans que cela soit parfaitement semblable. L'action en est résolutive. L'impression qu'elle cause à la peau s'y maintient ou s'y propage si doucement, que nul autre organe ne paraît en recevoir l'influence; les sympathies restent paisibles; il n'y a de travail médicamenteux qu'à la surface, où se développent souvent des éruptions qui amènent le

calme et de l'aise. C'est chose intéressante à observer
que l'effet de ces eaux dans les ophtalmies scrofu-
leuses, les vieilles plaies où une certaine irritation
prédomine. De simples lotions font que ce mal d'yeux
se déterge; bientôt l'ardeur diminue dans les plaies,
des boutons charnus se forment, la puissance plasti-
que, débarrassée d'entraves qui tiennent ces maux
stationnaires, reprend son allure ordinaire, et la guérison advient contre toute espérance.

Cette aptitude de nos eaux à chaleur médiocre, est,
en thérapeutique, d'un avantage si considérable
qu'on ne saurait lui donner trop de développement.
St-Sauveur, Bruzaud, la Raillère, sont des sources
précieuses dans des affections nerveuses, liées à un
état d'asthénie, circonstance si propre à augmenter
ce genre d'affection, et à les rendre durables. Sous
forme balnéaire, ces eaux agissent sur toute l'habitude du corps par des titillations légères et continues
et point ou peu par absorption. L'effet s'en propage
si vite à l'intérieur, et sans secousse brusque, que
les centres nerveux en reçoivent l'impression comme
celle d'une odeur suave : au lieu de réagir, ils se
détendent; les oscillations vitales reprennent leur
marche ordinaire; en se fortifiant, l'organisme perd
de sa susceptibilité, et celle-ci redevient normale. Les
sécrétions, par instant suspendues, se régularisent;
les excrétions augmentent; tout joue dans l'organisme,
et c'est merveille que de voir, dans peu de jours, les
malades se fortifier, rattraper du sommeil et oublier
leur triste et piteux état.

3° L'action altérante est encore une manière d'agir
de nos Thermales, la plus importante, peut-être, et
la plus ordinaire. Quoique obscure et inaperçue,
aucune ne produit, dans l'organisme, des modifications plus profondes, et cela par le fait d'une impression locale, incessante et continue, qui se propage
d'une manière latente dans toute l'économie. Nos
eaux, alors, changent en mieux la disposition des

organes, surtout des viscères, et en rappelent la
vitalité à un ordre plus régulier d'exercice.

Cette faculté de nos eaux, comme leur spécialité,
nos auteurs la feraient encore dépendre, et uniquement, de leur minéralisation et sans la participation
d'aucun des véhicules dont elles font toujours partie
intégrante. Mais, si la spécialité des eaux de Bonnes
et de la Raillère est due exclusivement à sa sulfuration, pourquoi toutes nos eaux ne jouissent-elles pas
du même privilége ? Pour nous, nous les rattache-
rons, comme d'habitude, au concours de l'eau, de
l'agrégat minéral et de la thermalité, à un peu plus
ou à un peu moins de ces différents éléments, ajoutés
à une administration intelligente, et à une parfaite
appréciation des individualités morbides. Que si l'on
voit de tels effets se produire une fois ou autre à
Baréges, à Luchon, ou dans quelques-unes de nos
fontaines, comme de rares observations le démontrent, ce sont encore là des exceptions qu'un emploi
mieux entendu rendrait plus fréquent, peut-être, et
qu'on doit considérer comme des individualités.

Je ne terminerai pas ces réflexions sur l'action
altérante de nos eaux minérales, sans rappeler qu'il
n'en est aucune où cette action soit aussi parfaitement
établie que dans celle de notre Raillère, convenablement minéralisée, d'une température un peu plus
élevée que celle du corps humain : la secousse légère
qu'elle imprime aux nerfs cutanés, se propage de
même au restant de leur système; elle produit, ainsi,
sur l'organisme, une agréable influence, et nulle ne
répartit les forces d'une manière plus uniforme. Efficace dans les dermatoses peu invétérées chez les personnes chez lesquelles la réaction est facile, elle est surtout d'une grande utilité dans les affections chroniques
des muqueuses pulmonaires et du tube intestinal qui
ont entre elles de si étroits rapports. Elle convient
surtout éminemment dans certaines lésions de tissu,
subordonnées à l'asthénie, disposition qui favorise si

souvent les dégénérescences tuberculeuses. Cet effet est, par elles, fréquemment obtenu chez les personnes où un semblant d'éréthisme nerveux prédomine, et où l'on aurait à redouter pour l'encéphale, le cœur ou la poitrine, la trop grande activité des autres fontaines. A ce sujet, néanmoins, rien d'exclusif tant les exceptions sont nombreuses. L'action des eaux, avons nous dit bien des fois, est souvent identique, mais son intensité varie : des circonstances peuvent la modifier et faire réussir les plus énergiques dans les maladies où les plus faibles sont les seules recommandées. J'ai vu un de nos confrères d'une extrême maigreur et d'une susceptibilité presque féminine, guéri, par les eaux de Pause, d'une bronchite intense, contre laquelle avait échoué les Eaux-Bonnes, la Raillère et les pectoraux les meilleurs. Il en est si reconnaissant, que depuis, il n'a confiance qu'en cette source et qu'il y adresse tous ces malades. Nous pourrions citer d'autres exemples.

4° L'excitation constitue encore une des puissantes aptitudes de nos eaux. A elles se rapportent le mode irritant, transpositif, substitutif, l'action révulsive en un mot. Toutes les eaux peuvent la produire à des degrés différents, mais celle que déterminent les eaux sulfureuses-sodiques, a une portée plus vivace, plus soutenue, et, une fois bien établie, elle se maintient et persiste longtemps après que les malades en ont cessé l'usage.

Ce que je disais de cette aptitude de nos eaux et de la révulsion qui la suit fréquemment, ne fut pas chose parfaitement goûtée par M. Filhol. « Ces con-
» sidérations sont fort bonnes, assurait-il dans son
» rapport, mais elles ne sont pas nouvelles et n'ajoutent
» rien à ce que chacun de nous eût pu en apprendre
» dans certains écrits qui ont été publiés sur les eaux
» minérales. » Si M. Filhol n'entend point parler de mes différents opuscules, je lui serai reconnaissant de me les indiquer; ces écrits me sont totalement

inconnus. Mais, j'en suis certain, M. Filhol eût pré-
féré à ces considérations de haute médecine, une
longue et savante discussion, peut-être sur les quelques *traces* de manganèse contenues dans nos eaux,
sur la valeur thérapeutique duquel il est encore peu
fixé. Métal fragile, en effet, de difficile conservation
et dont l'emploi médicinal est encore indéterminé et
méconnu. Mais, comme mes appréciations sur l'excitation révulsive sont des connaissances pratiques, indispensables pour la bonne application de nos Thermales,
et comme il n'est pas de moyen meilleur de préciser
les indications des eaux sulfureuses et leur mode
d'administration dans les maladies chroniques, nous
allons de nouveau nous en occuper, et nous tiendrons
les admonitions de M. le rapporteur comme non
avenues.

On sait toute l'importance que M. Léon Marchant
attache à ce mode médicamenteux de nos eaux, et
nous ne reviendrons pas sur ces données. Une excitation simple, légère, n'est autre, peut-on dire, que
l'action tonique et altérante : solides et liquides, sont,
par elle, insensiblement modifiés et ramenés à leur
type normal, sans qu'aucun mouvement critique soit
produit.

Une excitation un peu plus active et la plus ordinaire, est celle à laquelle se rattachent le plus grand
nombre des effets produits par les eaux thermales.
On la reconnaît lorsque, par leur usage, l'énergie
vitale est augmentée, les fonctions sont rendues plus
faciles, et que l'on voit des irritations du foie guérir
par des évacuations alvines, des hémorroïdes supprimées reparaître, des maladies de poitrine rendues
pires ou guéries par le seul effet d'une stimulation
portée sur les poumons eux-mêmes. Les crachats,
alors, deviennent abondants, faciles, sans qu'il survienne de douleur ni autre signe fâcheux.

L'excitation est manifeste aussi, lorsque, par des
demi-bains successifs, une névrose de l'estomac cesse

brusquement; par le retour à la peau d'une éruption supprimée ; d'un catarrhe pulmonaire alternant avec une efflorescence dartreuse guérie par l'apparition d'un dépôt sous l'aisselle, venu à suppuration et à cicatrisation parfaite.

On reconnaît encore cette utile médication lorsque, dans une affection herpétique, par exemple, un état meilleur de l'estomac, des digestions faciles, des urines plutôt chargées que copieuses, font que la peau s'améliore, que le prurit diminue, que l'éruption s'efface, sans qu'aucun travail irritatif cutané soit produit. Elle a lieu de même lorsque, dans une bronchite stationnaire, nos eaux font cesser la toux, l'expectoration, et mettent fin à cette habitude comme fluxionnaire qui les entretient et contre laquelle tout travail résolutif inflammatoire semble impuissant; et cela en provoquant de fortes transpirations et un sentiment de bien-être qui annonce le retour d'une bonne harmonie entre la peau et les organes de la respiration.

L'excitation révulsive est manifeste aussi lorsque des éruptions sans caractère, des gonorrhées font disparaître des douleurs vagues, sans siége fixe, suite de traitements peu rationnels ou d'un régime contraire et mal entendu.

Enfin, on doit l'admettre incontestablement lorsque, par l'emploi de nos eaux, des maux nerveux, des suffocations hystériques, certaines susceptibilités de nos organes, qui les rappellent ou les entretiennent, cessent complètement, l'habitude cutanée devenant alors douce et souple, au lieu de rude et sèche qu'elle était ; effet curatif meilleur, toutefois, s'il survient une sueur abondante des pieds ou des aisselles.

Ces différentes interprétations, on l'a déjà compris, sont toutes basées sur la persuasion fort ancienne que, pour guérir une maladie chronique pour le traitement de laquelle les eaux sulfureuses sont indiquées, il faut forcément provoquer un ébranlement considérable, modifier vivement l'économie, et changer la maladie, d'indolente et vieille qu'elle était, en une affection aiguë, passagère : principe exagéré et décevant qui, généralement appliqué, ne saurait produire que des résultats mauvais, quoique des changements heureux, des guérisons radicales et durables aient été obtenus par ces perturbations aventureuses.

A cette occasion, nous ferons remarquer que, si les empiriques ont mérité le reproche banal qu'on leur adresse d'avoir beaucoup trop multiplié les aptitudes curatives départies à nos fontaines, les partisans outrés de l'excitation sont bien plus blâmables, puisque, prenant l'exception pour la règle, ils nient les faits les mieux établis, et réduisent la manière d'agir des eaux à une unité qui n'est ni dans la nature ni dans les intérêts de la clinique. Non, ce ne peut être en excitant toujours que nos eaux guérissent. Cette médication est trop facile à constater pour ne pas en convenir ou la suspecter ; et nous devons forcément reconnaître la faculté qu'ont nos sources de ramener la puissance vitale à son type ordinaire, autrement que par des secousses désordonnées et profondes. Qui ne sait, en effet, que des maux nombreux, différentes douleurs cèdent à leur emploi, sans qu'il survienne des crises ni des changements dans les excrétions, et que les malades ne remarquent autre chose que l'amélioration graduelle de leur état, et la disparition plus ou moins complète des maux qu'ils éprouvent?

Madame B., de Paris, 45 ans, tempérament lymphatique et nerveux, bien réglée, était fatiguée, depuis trois ans, par un gros rhume. Tous les pectoraux l'avaient à peine soulagée. A son arrivée à Cauterets, toux violente, expectoration copieuse, jaune et très-compacte ; d'ailleurs, nulle altération qu'un léger râle muqueux au sommet du poumon droit; la sonorité du thorax était bonne. A Paris, comme à Bruxelles, madame B. éprouvait de l'oppression ; dans le Midi, où elle se rendait de temps à autre, le souffle était facile. Habituellement sans appétit, elle dormait à peine ; sa maigreur était extrême. Dans dix jours, l'eau de la Raillère (deux verrées le matin et une le soir, coupée au quart avec du lait de vache) lui rendit l'appétit et le sommeil ; elle prit alors tous les jours un demi-bain de vingt minutes au même établissement. Le trente-unième jour, madame B. toussait à peine et sans expectorer ; elle avait rattrapé partie de sa fraîcheur passée, et ses forces lui permettaient de faire de longues promenades. Chez cette dame, la guérison fut si prompte et si complète que je fus tenté de l'attribuer autant aux conditions atmosphériques qu'à l'influence du régime thermal lui-même. Que de faits aussi concluants nous pourrions citer encore !

Madame V[les], 40 ans, complexion nerveuse, visage couperosé, souffrait atrocement, depuis quatre ans, d'une gastro-hépatite avec tension et rénitence très-douloureuse à la pression dans l'hypocondre droit. Cette dame, du plus heureux naturel et résignée, était défaite, de piètre mine ; tous les aliments quelconques lui causaient des flatuosités pénibles.

Tous les jours, vers les quatre heures, quels que eussent été son régime et ses passe-temps, madame V. éprouvait des crises de douleurs inouïes, qui s'irradiaient du point désigné dans le thorax et la région cardiaque, de manière à être suffoquée. Bientôt survenaient des vomissements de matières glaireuses noires, porracées, et les nuits se passaient dans des plaintes et des cris déchirants ; une légère moiteur et du sommeil terminaient ce désordre. Toutes les médications possibles avaient échoué ; des doses légères d'extrait de belladone en pilules étaient la seule chose supportée et qui soulageait quelquefois, sinon toujours.

En envoyant madame V. à Cauterets, M. le docteur G., de Bordeaux, lui prescrivit l'eau de Mau-

hourat en boisson et des bains de César d'abord, et,
pour plus tard, ceux des Espagnols. Sans motiver une
pareille prescription, incontestablement M. G. ne
voyait chez cette dame qu'un commencement de dé-
générescence squirrheuse du pylore et une diathèse
herpétique, quoiqu'il n'existât chez elle d'autre in-
dice de cette dernière affection que les efflorescences
du nez et des joues.

Dans la supposition que ce n'était là qu'une névrose, à la vérité des plus intenses, et sur l'unique
circonstance que le voyage avait été parfaitement sup-
porté et qu'elle en était même soulagée, j'engageai
cette dame à boire, à domicile et couchée, deux petites
verrées d'eau de Mauhourat, coupée avec du sirop
de gomme ; à prendre des demi-bains à Rieumiset,
et une douche ascendante à Bruzaud (Rieumiset n'en
possédait pas à cette époque). La première verrée de
Mauhourat fut bien supportée ; la deuxième fatigua
et causa des nausées. La dose fut réduite à une seule :
au troisième jour survinrent une selle copieuse, des
urines floconneuses et abondantes ; la crise du soir fut
retardée et moins violente ; le point rénitent étant
devenu plus douloureux, on y pratiqua des frictions
d'huile camphrée et d'ammoniaque, et on le couvrit
d'un cataplasme émollient, moyen souvent mais inutilement employé jusqu'ici. Le onzième jour, la nuit
fut calme, et, pour la première fois depuis des années, la malade prit à son déjeuner du veau et des
fraises, au lieu de potage aux fécules. Rien ne fut
changé à ce régime jusqu'au trentième jour ; seulement, les demi-bains de César remplacèrent ceux de
Rieumiset ; elle y prit en outre quelques douches à
piston d'un tout petit volume, qu'elle recevait en
biaisant sur le côté malade resté douloureux à la
pression. Au cinquantième jour la résolution fut complète, et personne n'eût pu deviner que madame V.
fût arrivée aussi souffrante et aussi amaigrie. La
veille de son départ, madame V. fut, de son pied,

visiter Mauhourat et lui rendre hommage du bien qu'elle en avait obtenu.

Où est, dans ce cas remarquable, l'excitation? amender, adoucir, résoudre, fut notre unique préoccupation, et l'on peut se demander ce qu'aurait produit au début l'eau de Mauhourat, bue à la source et une série de bains des Espagnols, dans une affection où l'éréthisme était porté à un si haut degré. Prise à domicile et à dose fractionnée, l'eau de Mauhourat était tolérée et bue avec délectation; le besoin de prendre devenait imminent; mais ces bons effets, peut-être ne les aurions nous pas obtenus sans les douches ascendantes, qui rendirent les selles régulières et disposèrent si favorablement l'organisme à l'action des bains et des douches, et qui, réciproquement, donnèrent aux glandes cébacées une activité d'excrétion plus grande. Le linge de corps, chez cette malade, était, en effet, beaucoup plus sali que d'habitude.

Faire un choix parmi les différentes sources qu'on a à sa disposition, en augmenter ou en diminuer la quantité, les administrer sous une autre forme que celle qui avait été recommandée, et le tout prudemment et avec réserve, en se méfiant de l'action stimulante dont la plupart d'entre elles sont douées, quoique à des degrés différents, c'est, en pareil cas, tout le secret du traitement et le seul moyen de triompher le plus souvent de maux enracinés et de difficile curation. Encore un exemple qui le témoigne.

Madame F., des environs de Bordeaux, souffrait d'une gastralgie, qu'avait précédé, disait-on, une gastrite longtemps négligée. D'une bonne constitution, bien réglée, mais irritable et très amaigrie, cette dame mangeait peu, digérait péniblement, et elle ressentait aux mollets des crampes qui rendaient la station fatiguante, même impossible. L'eau de la Raillère, en bains et en boisson, lui avait été prescrite comme préparation; elle devait, après, user de César et de l'eau des Espagnols. Quatre ou cinq jours de ce régime rendirent ses souffrances plus vives ; la malade en fut effrayée, et sa famille s'opposa à ce qu'elle le continuât. Des lavements miellés et quelques gouttes de laudanum amenèrent un calme subit et inattendu. Quelques bains à Rieumiset, ayant été péniblement supportés, je suspendis les eaux sous cette forme. Madame F. but à domicile de l'eau de Mauhourat, transportée, coupée avec du sirop de fleur d'oranger, et prit des douches en arrosoir, de Bruzaud, sur la région épigastrique. Avant et dans la même séance, madame F. dirigeait, sur le plat des cuisses, des douches à piston. Ce traitement, que la malade continua quarante jours environ, fit cesser les douleurs, rendit l'appétit excellent, les digestions faciles et les forces remarquables.

Ainsi, et le plus habituellement, c'est par une aptitude très-prononcée de nos eaux à stimuler les voies renales et cutanées, que s'effectuent les sécrétions curatives qu'on leur voit produire. Ces sécrétions sont parfois critiques; elles entraînent alors, hors du corps, des résidus matériels. Bien souvent aussi, elles ne font que briser ou dissiper des spasmes, et c'est de la sorte qu'elles résolvent ou préviennent des congestions fluxionnaires dangereuses; mais des dispositions individuelles, en en modifiant l'énergie, en changent ou en atténuent l'influence, et ce jeu vital, ce rapport mutuel des voies digestives à l'organe des reins et à l'habitude du corps, pouvant être interrompu ou vicieusement établi, on sent combien l'administration des eaux offre de difficultés, et de quelle importance il est de bien choisir la source. Mais quelles qu'elles soient, à part certaines exceptions où l'on peut frapper d'estoc et de taille, il faut que l'action de nos Thermales soit renfermée dans de sages limites, et on ne doit les franchir jamais qu'avec prudence et réserve. En se conduisant ainsi, on n'aura point à rétrograder, non plus qu'à combattre des accidents imputables à une trop grande activité ou à une précipitation intempestive. Les eaux, quoi qu'on dise et qu'on fasse, ne peuvent être différemment appréciées. Comme tout autre médicament, elles s'adressent à des individualités pathologiques, qui s'analysent et s'apprécient, et qui ne peuvent aller se perdre et se confondre dans une unité mensongère, qu'elle soit stimulante ou de toute autre nature.

Ces réflexions doivent être également admises, s'il est incontestable que les médicaments doivent être considérés dans leur action relative. Et pourquoi, dans les maladies de long cours, ne réunirait-on pas à la méthode une sage lenteur qui n'exclut pas l'énergie progressivement croissante des médications appropriées? Leur marche, étant attardée et confuse, ne progresse que lentement; elles doivent donc rétrograder de même et mal s'accomoder des excitations subites et peu ménagées, alors même que la résolution d'un engorgement constituerait une pressante indication. Oui, bien téméraire serait celui qui oserait faire l'essai d'une pareille expérience et provoquer une surexcitation fébrile, même dans les circonstances les plus favorables à ce genre de médication. Mieux vaut, certes, on en conviendra, substituer à une médication perturbatrice, une médication de même nature, il est vrai, mais plus modérée, et qui, pour agir d'une façon plus occulte, n'en est pas moins suivie du résultat qu'on désire; c'est même à guérir de la sorte que le médecin doit s'appliquer; et le plus haut degré de sa perspicacité consisterait pour lui, ainsi qu'on l'a dit, à guérir sans déterminer ni trouble, ni perturbation, toutes les fois que cette terminaison serait possible et facile.

Au demeurant, les conditions pathologiques qui indiquent l'emploi des eaux sulfureuses sont pour toutes : l'asthénie, l'état catarrhal, l'état muqueux, la diathèse écrouelleuse, l'état lymphatique, la laxité des tissus, les congestions passives, habituelles, une sensibilité obtuse, l'irritation peu prononcée, la diathèse herpétique, les affections rhumatismales et hémorroïdales, la suppression de sécrétions habituelles, les engorgements atoniques des tissus, compliqués d'autres éléments déterminés ou méconnus. Mais l'aptitude curative de chacune, quoique ressemblante, fait que les unes atténuent et guérissent des maux qu'ont exaspéré les autres. Je pourrais en citer maints exemples. Pour toutes aussi, on signale comme contre-indication majeure, absolue ou relative de l'administration de ces mêmes fontaines, l'état inflammatoire, l'éréthisme nerveux exagéré, la douleur excessive, l'état spasmodique violent, la fluxion active, l'état pyrétique, la pléthore prononcée, les sueurs colliquatives, l'hémoptysie, etc., etc., et tout cela est cru sur parole, parce qu'un tel le répète après tel autre, et ainsi de suite.

Mais n'est-ce pas une exagération étrange que de prétendre que l'action excitante de l'eau de Bonnes est semblable à celle des sources les plus actives des Pyrénées, ou les dépasse, quoique ses principes, leur dose et sa thermalité soient moindres qu'à la source Bayen à Luchon, au Tambour à Barèges, à César à Cauterets, et de soutenir qu'elle est de force à mettre l'économie en feu, à provoquer une synoque intense, différents effets dynamiques et physiologiques tels que la première apparition des règles, d'hémorroïdes considérables, des éruptions supprimées, la toux et de fréquentes hémoptysies, effets qui n'arrivent que rarement, après un long usage ou l'abus qu'on en fait. Il est vrai que pour ne point se montrer prévenus ni trop crédules, les louangeurs de cette source admettent en elle quelque chose d'inexpliqué comme cause des phénomènes qu'on lui attribue, et qui ne sont le plus souvent que des cas fortuits, comme il en advient partout. On nous promet, du reste, comme je l'ai déjà dit, une explication plausible et satisfaisante de ces singularités. Les esprits sont en travail; nous touchons au moment où toute hésitation à ce sujet va cesser. Et nous saurons enfin si la spécialité des Eaux-Bonnes et ses autres vertus tiennent ou à la matière organique, à la présence du sel marin, au sulfure calcique, ou, comme toujours, s'il faudra les rattacher au bienfaisant et modeste sulfure sodique.

Mais, pour qu'il en soit ainsi, les Eaux de Bonnes ne seraient donc plus ce qu'elles étaient du temps des Bordeu, où bien nos constitutions sont changées, nos maux différents. Ils les avaient pourtant bien étudiées, bien observées les MM. Bordeu. Ces eaux, leurs favorites, ils les prescrivaient sans ménagement aucun, et sous toutes les formes : la dose par eux, en était portée jusqu'à six et huit verrées par jour. Ils les vantaient comme le meilleur béchique, comme les Eaux dès Pyrénées, les moins échauffantes, et les assimilaient à l'eau de Mauves... Et vous, vous en faites un épouvantail, un remède sans analogue, une espèce de 3/6 et pire encore! Croyez-le bien : la stimulation produite par d'autres eaux dépasse de beaucoup celle de cette source. A pu l'observer qui a voulu, chez les malades qui ont eu la fantaisie d'en essayer, ou chez ceux à qui on les avaient prescrites, l'eau de la Raillère et de Bonnes étant restées inertes ou n'agissant pas au gré de leur impatience. Car on les prescrit rarement dans les affections pulmonaires, à moins que d'en modifier la chaleur et les combinaisons; l'effet, tout autrement, pouvant en être nul ou fâcheux.

Mais en dehors de toutes ces exagérations dont les livres sont remplis et qui ne servent qu'à pervertir l'opinion exacte qu'on doit avoir de leur vertu, il est incontestablement vrai que les Eaux-Bonnes comme celles de la Raillère agissent convenablement dans la plupart des affections que subissent les organes de la respiration, les phthisies constitutionnelles, tuber-

culeuses (prises à temps), et surtout dans les muqueuses les plus communes de toutes, et celles dont
le diagnostic est le plus difficile. Le moyen, en effet,
de bien saisir le point précis où une bronchite finit,
où une pulmonie commence, et de déterminer toujours les nuances qui séparent un catarrhe chronique
d'un asthme humide!

Hâtons-nous de dire, toutefois, que les personnes
hectiques chez lesquelles les poumons sont envahis par
une inflammation destructive et le siége de produits accidentels, tels que tubercules ramollis avec émaciation,
sueurs nocturnes, diarrhées colliquatives, crachats
purulents, une peau aride et brûlante, n'ont de bien
à attendre d'aucune eau connue. Et tout ce qu'on raconte des aptitudes béchiques et résolutives des eaux
crues et acerbes d'Ems et du Mont d'Or, comme de
nos eaux onctueuses sulfureuses, est un perpétuel men-
songe. Ces malades bas réduits n'y guérissent point,
par la raison fort simple qu'ils sont incurables. Bien
heureux sont ceux qui y trouvent un soulagement ou
un temps d'arrêt, dans la pulmonie, ou tout l'appareil morbide produit la suppuration sur plusieurs
points ou sur un seul foyer, de manière à ne consti-
tuer qu'un ou plusieurs abcès. Mais, ainsi que dans
les autres modes phthisiques, le traitement par nos
eaux, réussit ou est contraire, selon l'irritabilité de ce
viscère, la période avancée de la maladie, la réaction
moindre ou imminente des organes voisins et surtout
selon l'état d'asthénie ou d'irritation des voies digestives... Ce sont là les phthisies à crachats purulents, souvent guéries par nos eaux de La Raillère et de Bonnes,
et que l'on confond tous les jours avec les pulmonies
à dégénérescences tuberculeuses avancées, si rarement curables.

Mais, dans ces cas extrêmes, l'emploi de l'une et
l'autre de ces deux fontaines exige des précautions
semblables et la même réserve. Rien de moins exact,
en effet, que de dire que la manière d'agir de l'eau

de la Raillère est plus diffuse que celle de Bonnes, et qu'elle influence moins spécialement l'appareil pulmonaire; qu'elle se rend moins directement à son adresse, et que, par suite, les hémoptysies sont moins fréquentes à Cauterets qu'à Bonnes. Malheureusement l'adage vulgaire, basé sur de pareils faits trop nombreux, est, au contraire, que cette eau guérit ou tue promptement, selon que vous avez du bien ou du mal à en attendre. C'est un dicton, chaque jour, répété à la vue de ces accidents, et qui une fois de plus, semble prouver que la voix du peuple est l'expression de la vérité. Fournissons-en un exemple entre mille.

M. B. ex-haut fonctionnaire de l'université, avait eu, dès son enfance, une figure étiolée et blafarde, une toux férine, de l'oppression, etc. Après son mariage, ces accidents augmentèrent et de fréquentes hémoptysies attestèrent bientôt l'existence des tubercules dans les poumons. L'eau de la Raillère, dès la première année, produisit un effet considérable : l'expectoration fut abondante; elle s'améliora ensuite; des tubercules furent expulsés. Sa santé aujourd'hui est excellente, et la poitrine parfaitement consolidée.

Depuis douze à quinze ans, M. B. est venu régulièrement prendre nos eaux, vingt-cinq à trente jours chaque saison, et constamment avec succès. Deux saisons seulement, il préféra se rendre aux Eaux-Bonnes, mais toujours ces eaux ont mal agi et provoqué l'hémoptysie. Mais ces accidents, la Raillère les produit également : la gorge et la poitrine s'irritent, s'il ne tempère pas les effets de la boisson (qu'il prend rarement pure) par des demi-bains, de deux jours l'un, ou de trois à quatre successivement.

Toutefois, il est des circonstances où l'action de nos eaux est si prononcée, et les idiosyncrasies si exaltées, si capricieuses, qu'au lieu de dissiper les congestions pulmonaires, d'atténuer l'éréthisme, de révulser les mouvements fluxionnaires dont la poitrine est

6

l'aboutissant, nos bains semblent les favoriser et les accroître. C'est là une contre-indication puissante qu'on ne saurait dédaigner, et qui, sous le point de vue thérapeutique, exprime, une fois de plus, que la doctrine de l'individualité pathologique est la seule soutenable, et qu'autant de sujets malades, autant de problèmes à résoudre.

Mme G., des environs de Lyon, présentait deux lésions, l'une des poumons, l'autre de l'abdomen : la première s'était développée lentement, sous la forme de simple rhume d'abord; puis, dans l'hiver de 1850, se manifestèrent les symptômes caractéristiques de cette maladie : l'hémoptysie et les crachats purulents.

Dans cet état, on crut que le traitement thermal de Cauterets offrait le moyen le plus efficace contre cette espèce de phtisie, et il devait se composer de bains, de *douches* et de la boisson; on me laissait la faculté de le modifier, si besoin était, et l'on désignait l'eau de la Raillère comme mieux appropriée à son usage. En vue de la prédisposition aux hémoptysies, la stimulation thermale devait être portée principalement vers la peau. C'était même le motif qui avait fait préférer Cauterets aux Eaux-Bonnes... Deux demi-verrées d'eau, quantité qu'on augmenta graduellement jusqu'à deux, coupées avec du lait ou du sirop d'orgeat, fesaient plaisir et du bien.... Des demi-bains rendaient la figure animée et provoquaient des crachats sanglants, puis du sang pur et écumeux... Le soir une verrée d'eau de César coupée avec les mêmes ingrédients était parfaitement supportée et bien digérée; mais les bains de pieds des Espagnols agissaient comme les demi-bains de la Raillère : deux minutes d'immersion fesaient apparaître l'hémorragie. Heureusement ce sont là de rares exceptions, et le plus souvent, les demi-bains concourent puissamment à dégager les organes de la respiration. A ce sujet, je rappellerai

ce que je disais (dans mon dernier opuscule, page 82) d'un nommé *Duclos,* atteint d'une fistule au thorax, venue à la suite d'un empième négligé. « Les
» bains entiers provoquaient, par la fistule, des jets de
» pus, autant sans doute par l'effet de la pression du
» liquide sur le thorax que par leur action stimulante
» sur toute l'habitude cutanée. Les demi-bains, au
» contraire, ralentissaient la sécrétion du pus, et em-
» pêchaient sa sortie, en diminuant les facultés con-
» tractiles du poumon, de telle sorte qu'il n'y avait
» alors d'évacuation de produite que par l'effet de
» la toux ou par de fortes expirations. »

Il est facile de voir combien cet effet révulsif de nos eaux doit les rendre précieuses, lorsqu'à des phlegmasies, des ulcérations simples du larynx, de l'arrière-bouche, des bronches, etc., viennent s'ajouter d'autres éléments de maladies spécifiques, tels qu'une diathèse rhumatismale, dartreuse, un état nerveux, etc. Il n'est, en réalité, contre ces affections, aucune médication qui puisse remplacer nos bains minéraux, différents d'énergie et de principes; aucune qui cause à l'organisme une si favorable impression, et qui répartisse les forces d'une manière aussi uniforme.

Il est surabondamment prouvé de même que les eaux énergiques de Baréges, Cauterets et Luchon, présentent dans leur mode d'agir des analogies remarquables, comme des dissemblances frappantes qu'il serait utile d'apprécier et de bien connaître ; mais elles sont le plus souvent insaisissables, et loin de les rattacher constamment à ces eaux elles-mêmes, il ne faudrait y voir le plus habituellement que le résultat de circonstances exceptionnelles de tempérament, de sensibilité exquise, de complications fâcheuses. On peut tenir pour certain, en effet, que Baréges et Luchon n'ont de spécialité d'aucune sorte, et que si ces eaux guérissent un plus grand nombre de mala-

dies pour lesquelles on les préconise, c'est que plus
de blessés et de dartreux s'y donnent rendez-vous. Mais
nous apprend-on exactement combien, parmi et compa-
rativement, il y a de malades soulagés et guéris? Certes,
bien moins de ces infirmes y seraient dirigés, si l'on voulait réfléchir aux précautions auxquelles on est tenu,
même pour les sources les moins énergiques et aux
résultats produits par ces dernières, dans les rhumatismes, certains engorgements articulaires, les ankyloses
incomplètes, les modes diversifiés sous lesquels se
présentent la scrofule, les dermatoses, les siphilides,
les paralysies dues à une extrême faiblesse sans lésion
cérébrale. Ainsi, voit-on, à Cauterets, les eaux de
Pause et du Bois réussir vingt fois sur cent, alors que
César échoue ou nuit aux personnes douées d'une trop
grande irritabilité ; il en est de même du Pré, source
âpre et mordicante, analogue à celles de Luchon, et
qui empêche, au lieu de les seconder, ces réactions
salutaires sur l'habitude du corps, dans des maladies
produites, par la rétrocession d'une exanthème chronique ou d'une phlegmasie rhumatismale.

On ne saurait le contester : de toutes les eaux thermales, celles de Luchon sont les plus difficiles à ma-
nier. Très-sulfureuses, trop sulfureuses même et d'une
haute température, ces eaux manquent de moëlleux
et d'onctuosité. La barégine y fait défaut ou ne s'y
trouve point en proportion suffisante pour sa sulfuration. Le plus souvent elles surexcitent, et au lieu de
guérir les efflorescences cutanées, elles les répercu-
tent. J'ai vu des personnes conserver, de l'usage de
ces eaux, des coliques habituelles, une peau rugueuse
et des affections dartreuses promptement effacées d'a-
bord, reparaître avec plus d'intensité, subir de fâcheuses dégénérescences, et s'éterniser ensuite... Il
est vraisemblable néanmoins que ces malades désap-
pointés ne s'était point baignés à la *source Ferras*, ni
à l'Eau-Blanche, que M. Filhol signale comme tout

ce qu'il y a de plus doux, de plus sédatif, de plus
hyposthénisant parmi toutes les eaux de la chaîne, et
qui prend pied de là pour me faire observer très-
poliment que je me suis trompé, et que je connais
mal les lieux et les eaux dont je parle. Ce qui est dit,
est dit pourtant, et je ne me rétracterai point; car je n'ai
à flatter aucun conseil municipal, ni à lui persuader
que dans sa commune se trouvent les eaux les meilleu-
res de toutes sortes. Mon but est de raconter le bien
ou le mal qu'elles ont pu faire ; de bien éclairer les
malades que le besoin forcerait à y avoir recours, et
de les prévenir de bien s'observer en les prenant.
Notre opinion, du reste, est basée sur des faits qui
l'attestent démésurément, et le témoignage de M. Filhol lui-même, qui confesse, quelque part, dans ses
Recherches (*) (je trouverai la page au besoin), que
les eaux de Luchon, comme celles d'Ax, passent pour
les plus excitantes des Pyrénées.

On voit, en effet, toutes les saisons, dans les différentes stations thermales, une foule de malades trompés dans leurs espérances, promener leurs maux et
leurs ennuis, recourir à d'autres fontaines; et c'est
d'eux surtout que nous tenons ces détails, inconnus
sans doute à M. Filhol, mais parfaitement établis et
appréciés, bien longtemps avant qu'il eût autant dis-
serté et chicané ses devanciers sur les sulfures, sulfites et hyposulfites, etc. Or nous croyons que ces
non succès et particularités singulières doivent être
attribués presque toujours, non point à l'un ou à
l'autre de leurs agents minéraux, mais à l'acharne-
ment qu'on met à prétendre que, pour guérir ces sortes
d'affections, il faut d'abord les aggraver, les rendre

(*) (Page 342, je crois.) Considérées dans leur ensemble, les eaux de Cauterets sont moins chaudes, moins sulfureuses, et plus alcalines que celles de
Luchon. Quoique riches en silice, elles laissent dégager peu d'acide sulfhydrique. Aussi, ces eaux sont-elles plus douces et plus sédatives que celles de
Luchon.

pires, et faire passer les surfaces ulcérées ou couvertes d'éruptions par les périodes diverses d'un travail phlegmasique, et à ce qu'on méconnaît qu'elles ne peuvent être améliorées ou disparaître, qu'en déterminant, avec le plus grand soin, l'irritation ou l'asthénie qui y prédomine, le plus ou moins d'activité des mouvements fluxionnaires, le relâchement ou l'astriction des tissus où elle siége, etc. En voici un malheureux exemple :

M. P. L. V., fut guéri en 1834, par les eaux de Cauterets, de palpitations de cœur, de tremblements nerveux, de sueurs générales venant à heure fixe, précédées et suivies d'un sentiment de froid violent, dont ne pouvait le garantir de gros et bons vêtements, des couvertures, de forts édredons et un appartement continuellement réchauffé. Il avait, en outre, des ulcères variqueux aux deux jambes, devenus fort envenimés par la disparition subite d'une éruption lichénoïde au scrotum et au périnée. Nos eaux améliorèrent tous ces accidents; ce demi-succès fort encourageant ne put le décider à revenir l'année suivante. Il supporta tous ces maux presque sans rien faire, jusques en 1846; mais s'étant exaspérés, son médecin lui conseilla d'aller à Luchon essayer de ces eaux incomparables, disait-il. Le malade comptait s'y soulager, sinon y guérir. Voici un extrait de son Journal : Huit bains pris à la Reine et Blanche lui firent du bien. Il goûta du sommeil; les ulcères se détergèrent; la peau du coude-pied s'assouplit; le septième jour, les ulcères exhalèrent de l'odeur; il y ressentit une cuisson inconnue; cinq bains de la Grotte où on l'envoya causèrent une forte agitation. La peau devint brûlante, la respiration pénible, les palpitations du cœur recommencèrent. Point de sommeil, les urines puent, les plaies s'animent, et il en découle une sérosité sanguinolente. De nouveau, on lui prescrit les bains de la Reine et Blanche; il éprouve du calme, mais la suppuration augmente; la constipation remplace des selles régulières et faciles; les urines sont rares et de plus en plus fétides; les nuits sont mauvaises et sans sommeil. Le vingt-sixième jour, tout traitement fut suspendu, et le malade quitta Luchon; mais les plaies s'étendirent, les bords en devinrent rouges et gonflés; les douleurs furent extrêmes et les jambes enflèrent. Il mangeait à peine, dormait peu et ne pouvait bouger; il s'affaiblissait sensiblement. Ce désordre se maintint jusqu'au mois de juin 1847, époque où il fut soumis à l'usage de l'iodure de potassium qu'il a pris longtemps et à forte dose.

En juin et juillet 48, M. L. V..., revint à Cauterêts; il y prit des douches à Rieumiset, avec le robinet de l'eau froide, après lesquelles il saupoudrait les plaies variqueuses avec de la poudre d'alun calciné. Il buvait, en outre, matin et soir, quatre verrées d'eau des Espagnols; il ne prit pas un seul bain sulfureux, 70 douches, 200 verrées d'eau et l'applicacation de ce léger corrosif triomphèrent de cette affection hideuse : une bonne et résistante cicatrice fut obtenue. La peau du coude-pi edest restée durcie et ridée, mais toute douleur a disparu, et les mouvements en sont faciles.

Citons encore un exemple de siphilide secondaire, guérie sans crise apparente, sans que les accidents qui la constituaient, aient subi aucune de ces métamorphoses d'irritation violente qui, au lieu d'adoucir, de déterger et d'amener une louable cicatrice, aggravent les souffrances et rendent tout rapprochement des chairs difficile et presque impossible. L'individui qui en est l'objet a été guéri à petit bruit; un peu de bien est survenu chaque jour; les eaux ont agi comme altérantes; le mieux a été des plus satisfaisants et dure encore.

L'affection chez M. S... débuta par un engorgement des aines; des frictions avec l'onguent napolitain le firent disparaître ; bientôt se formèrent des aphtes à la gorge, et les glandes du cou se tuméfièrent. M. S... fut mis à l'usage des tisanes sudorifiques et du sirop de Larrey; on toucha les aphtes avec une solution de vitriol bleu.

Trois ans après, survinrent de nouveaux bubons et un chancre sous le gland. On les traita avec des frictions mercurielles, et de nouvelles cautérisations avec le sulfate de cuivre.

L'année suivante, M. S... éprouva divers dérangements, une grande lassitude, du dégoût, des douleurs vagues, la nuit particulièrement. Le sirop de Larrey lui est encore conseillé : mais l'abus qu'il fait des liqueurs et de l'eau-de-vie, rendent ce remède inutile. Alors commencèrent pour M. S... des douleurs de tête, qui rendirent toute application impossible dans l'espace de trois mois. Un médecin crut utile de le purger, de le saigner souvent, de lui apposer des vésicatoires aux bras et à la nuque, et de le faire baigner. Ce traitement eut pour résultat de rendre les douleurs excessives. Des pilules d'opium et des compresses imbibées de laudanum, appliquées sur le front, le fesait sommeiller, mais le réveil était affreux. La station devint impossible ; M. S... ne pouvait rester qu'assis ou couché.

Soumis à un nouveau traitement mercuriel, 32 frictions et pareil nombre de bains lui procurèrent un grand soulagement ; mais bientôt les souffrances redoublèrent; d'autres frictions, des purgatifs, cent vingt sangsues, appliquées à la nuque et derrière les oreilles, ne produisirent ni bien, ni un plus grand mal. Seules, des applications opiacées et des fumigations d'eau de sureau amenaient un calme passager.

Alors, le nez devint rouge, se gonfla, et fut très-douloureux à la pression. Cette enflure aboutit ; un os s'en détacha, et chaque jour il en échappa une matière durcie, de couleur verte, ayant la forme de la moëlle de sureau. La gorge se couvrit de nouvelles érosions. Le lait d'ânesse et le sirop de Larrey restèrent sans effet... C'est dans cet état, que, en proie à de violentes douleurs, dégoûté de la vie, la tête perdue, poussant les hauts cris, ne dormant jamais, on conseille à M. S... de se rendre à Cauterets.

Neuf bains d'eau de la Raillère, où il se rendit de son propre mouvement (car il avait les médecins en anthipathie), et 24 verrées d'eau de cette fontaine lui procurèrent du calme, du sommeil et un peu d'appétit; il mangeait avec plaisir. Aux bains et à la boisson, il joignit des douches en arrosoir sur la tête et le nez; un tout petit séquestre s'en détacha encore; le mieux-être et la cicatrisation du nez furent en augmentant. M. S... porta la dose de la boisson jusques à 7 verrées par jour, deux l'après-midi et cinq à jeûn le matin. L'affluence des baigneurs étant devenue considérable à la Raillère, et ne pouvant s'y doucher à sa guise, M. S... se rendit à l'établissement du Pré, uniquement à cause de son voisinage, et se trouva très-bien de ce changement... Mais, sur ce qu'on lui dit de l'énergie du Vieux-César et de sa vertu résolutive, il quitta la Raillère, et fut y boire et s'y baigner : 15 bains, autant de douches et 120 verrées d'eau de cette fontaine firent cesser les douleurs si aiguës de la tête. Toutes les fonctions se régularisèrent; il mangeait impunément de tout, et digérait sans fatigue, d'où un accroissement de forces remarquable.... Il ne survint, d'ailleurs, dans les sécrétions aucun changement apercevable; les urines seules acquirent de l'odeur, et déposèrent des mucosités floconneuses. (En tout, M. S... prit 40 bains, 40 douches et environ 300 verrées d'eau de la Raillère et de César)... Les eaux de Pause et du Bois ont guéri, de même, des douleurs crues nerveuses, musculaires, et cicatrisé certains ulcères, en rappelant des gonorrhées oubliées dès long-temps, et qu'on avait toute raison de croire guéries; et constamment, sans causer la moindre excitation, ni des mouvements irréguliers d'aucune sorte.

Dans les quelques observations citées à l'appui de mes assertions, on a pu remarquer que j'exprime simplement un fait, et ne donne de ces résultats obtenus par nos eaux, aucune explication. Cela m'eût été facile. J'eusse pu les multiplier aussi et beaucoup, car j'en possède de très-probantes et offrant un grand intérêt. Je les néglige pour le moment. Mon travail serait plus étendu sans en acquérir une plus grande valeur. J'en dis assez pour ceux qui voudront entendre et se défaire de leurs préventions. Je tiens seulement à ce que l'on considère mes affirmations, non point comme l'expression de vues théoriques, quelles qu'elles soient, mais d'une observation rigoureuse des faits et d'une longue expérience clinique.

Maintenant aurais-je atteint mon but et donné, de la question posée par la Société Toulousaine, une solution satisfaisante? Mon histoire des variations sur les doctrines chimiques, qui n'a été pour moi qu'un objet de pure fantaisie, changera peut-être un peu la marche des idées, portera à la réflexion les médecins qui semblent ne demander leurs inspirations qu'aux analyses de ces messieurs, et contribuera de même à diminuer le nombre des manipulateurs dont la science est inondée. Quoi qu'il en soit, j'aurai toujours à me féliciter de mon travail si j'ai suffisamment établi que la direction thérapeutique de nos eaux ne peut être basée que sur des résultats pratiques, multipliés et acquis à la science; si, comme Sydenham, Stool, Vans-Swieten, Torti, Laënnec, etc., etc., j'ai réussi à faire, pour nos eaux, ce que ces hommes illustres ont fait d'heureux pour nous initier dans l'administration des agents héroïques qui ont été l'objet de leurs recherches. Comme eux, avons-nous exactement si-

gnalé les conditions et les règles qui en facilitent
l'observance et rendu évidente la détermination théo-
rique ou expérimentale des motifs qui font que, entre les eaux sulfureuses, on doit préférer une station à une autre? Cela ne saurait être entièrement;
l'action différente de nos eaux est peut-être connue,
mais on ne peut faire que l'application n'en soit parfois arbitraire, et le plus souvent l'effet de l'inspiration
d'un tact exquis et spécial, dont on solliciterait vainement une franche révélation. On a pu voir de même que
le mode d'administration a une grande influence; que
la fixation des doses dans la boisson a des règles fixes,
surtout dans les circonstances essentielles, et qu'il faut
s'y conformer.

Toutefois, comme le débat n'est point clos et que
chacun peut rester avec ses préventions, et vu que
les malades sont encore indistinctement envoyés dans
nos diverses stations thermales, nous voudrions,
pour que les effets communs à la plupart d'entre
elles, et ceux qui sont particuliers à chaque source,
fussent parfaitement déterminés; qu'on soumît un
certain temps à l'action des unes et des autres, des
maladies de même caractère ou de nature différente.
Chaque localité étant aujourd'hui suffisamment servie
par des médecins nombreux et capables, rien ne
serait plus facile que de les observer en commun,
de s'assurer de leurs progrès, de signaler avec exactitude, dans des correspondances ou des réunions heb-
domadaires, ce qui serait survenu d'heureux ou de
fâcheux à des infirmes soumis à une expérimentation
suivie et purement clinique. Et de ce travail où tout
serait fidèlement rendu, où les circonstances de régime seraient appréciées avec exactitude aussi, résulterait nécessairement la connaissance approximative
d'abord, puis complète et directe de l'efficacité des
différentes sources de la même station thermale, et
de celle des autres groupes pyrénéens. Ce serait là un

moyen certain, me semble-t-il, de faire cesser la méfiance que conservent encore nombre de malades, et de mettre fin à la versatilité et aux idées préconçues de beaucoup de médecins. Alors seraient parfaitement fixée la grande renommée de quelques fontaines médicinales, d'apparence insignifiante, et les prétentions évidemment exagérées d'écrivains complaisants ou trompés, basées sur des observations douteuses, incomplètes, controuvées et peut-être encore sur un enthousiasme irréfléchi.

Cauterets, le 26 août 1856.

ERRATA. — Page 24, ligne 3, au lieu de Comment, en effet, ne point prendre leurs travaux en suspicion? Quand on voit les notabilités, etc. *Lisez :* Comment, en effet, ne point prendre leurs travaux en suspicion, quand on voit les notabilités, etc.

Dans quelques exemplaires, page 30, ligne 12, au lieu de circonstance qui permettra de les boire sans mesure, même au repos. *Lisez :* circonstance qui permettra de les boire sans mesure même au repas.

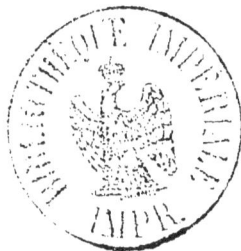

Tarbes. — Typ. de Lavigne.

www.ingramcontent.com/pod-product-compliance
Lightning Source LLC
Chambersburg PA
CBHW050607210326
41521CB00008B/1152